A. Kempe, B. C. Löffler

Crashkurs Psychiatrie

Arnd Kempe, Bertram C. Löffler

Crashkurs

Psychiatrie

Repetitorium mit Einarbeitung der wichtigsten Prüfungsfakten

ELSEVIER
URBAN & FISCHER

URBAN & FISCHER
München • Jena

Zuschriften und Kritik an:
Elsevier GmbH, Urban & Fischer Verlag, Karlstraße 45, 80333 München ⊠wenn gewünscht, email-Adresse des Lektorats⊠

Wichtiger Hinweis für den Benutzer
Die Erkenntnisse in der Medizin unterliegen laufendem Wandel durch Forschung und klinische Erfahrungen. Herausgeber und Autoren dieses Werkes haben große Sorgfalt darauf verwendet, dass die in diesem Werk gemachten therapeutischen Angaben dem derzeitigen Wissensstand entsprechen. Das entbindet den Nutzer dieses Werkes aber nicht von der Verpflichtung, anhand weiterer schriftlicher Informationsquellen zu überprüfen, ob die dort gemachten Angaben von denen in diesem Buch abweichen und seine Verordnung in eigener Verantwortung zu treffen.
Wie allgemein üblich wurden Warenzeichen bzw. Namen (z.B. bei Pharmapräparaten) nicht besonders gekennzeichnet.

Bibliografische Information der Deutschen Nationalbibliothek
Die Deutsche Nationalbibliothek verzeichnet diese Publikation in der Deutschen Nationalbibliografie; detaillierte bibliografische Daten sind im Internet über http://dnb.d-nb.de abrufbar.

08 09 10 11 12 5 4 3 2 1 ⊠*Nachdruckzeile: Jahr beachten*⊠

Um den Textfluss nicht zu stören, wurde bei Patienten und Berufsbezeichnungen die grammatikalisch maskuline Form gewählt. Selbstverständlich sind in diesen Fällen immer Frauen und Männer gemeint.

Planung und Lektorat: Dr. med. Konstanze Spring
Redaktion: Dr. med. Gerlinde Foti
Abbildungen: Stefan Elsberger, Abbildungsverzeichnis
Herstellung: Peter Sutterlitte, Andrea Mogwitz
Satz: abavo GmbH, Buchloe/Deutschland; TNQ, Chennai/Indien
Druck und Bindung: ⊠* wenn beides identisch, sonst extra Zeile*
Umschlaggestaltung: SpieszDesign, Neu-Ulm
Titelfotografie: Eckard Schulz, Fotodesign, München
[Gedruckt auf ⊠*Grammatur, Papiersorte, nähere Beschreibung wie TCF, chlorfei gebleicht] ⊠

⊠ISBN 978-3-437-41503-6⊠

Aktuelle Informationen finden Sie im Internet unter **www.elsevier.de** und **www.elsevier.com.**

Vorwort

Das Fach Psychiatrie umfasst Erforschung, Diagnostik und Behandlung seelischer Krankheiten des Menschen. Zwei ursprüngliche Teilbereiche der Psychiatrie, Psychotherapie und Psychosomatik, haben schon lange volle Eigenständigkeit erlangt. Die Psychiatrie weist enge Beziehungen zur Neurologie, Neurophysiologie, Psychologie und Soziologie auf.

Psychiatrisches Wissen ist für den in der Patientenversorgung tätigen Arzt aufgrund der Häufigkeit psychiatrischer Krankheiten sehr wichtig, da z.B. bis zu ein Drittel der Patienten in allgemeinärztlichen Praxen an einer psychischen Erkrankung leiden. Besonders häufig kommen depressive Störungen, Angsterkrankung sowie Alkoholabhängigkeit vor, welche auch einen hohen sozioökonomischen Stellenwert haben.

Wegen seelischer Probleme Hilfe zu suchen, ist für Patienten meist viel schwieriger als die Inanspruchnahme ärztlicher Beratung aufgrund somatischer Probleme. Es fällt den Betroffenen oft schwer, sich einzugestehen, dass sie erstens psychische Probleme haben und diese zweitens nicht aus eigener Kraft lösen können. Die meisten Patienten denken nicht daran, dass diese „Probleme" nicht nur durch mangelnde Bewältigung von Lebensschwierigkeiten entstehen, sondern eigene Krankheitsbilder darstellen können.

Wir hoffen, Ihnen vor dem Staatexamen einen Einblick in die Grundlagen der Psychiatrie gegeben zu haben und wünschen Ihnen viel Freude beim Lesen und Lernen.
Viel Erfolg bei der anstehenden Prüfung!

München, Ludwigsburg
März 2009
Arnd Kempe, Bertram Clemens Löffler

Benutzerhinweise

Die Crashkurs-Reihe ermöglicht eine knappe, prägnante Wiederholung des gesamten Prüfungswissens des Faches in verständlicher und strukturierter Form. Durch die strenge Gliederung wird das Wissen aktiviert und systematisiert. Der Stoff kann in kurzer Zeit aufgearbeitet werden und so sind Prüfungsangst und Zeitdruck kein Thema mehr.

- In blau hinterlegten **Kästen** zu Beginn jedes Abschnittes finden sich sog. **keywords.** Sie geben einerseits den Überblick über den im folgenden Abschnitt behandelten Stoff, können aber auch zur eigenen Lernkontrolle genutzt werden: Weiß man zu einem Begriff gar nichts zu sagen, empfiehlt es sich, den entsprechenden Abschnitt noch einmal durchzulesen.
- Die Begriffe der **Randspalte** dienen der Strukturierung und Orientierung innerhalb der Kapitel. Der Lernstoff soll damit in Portionen geteilt werden, die unter einem bestimmten Stichpunkt gespeichert werden können. Zudem soll die gezielte Suche nach bestimmten Begriffen eines Kapitels erleichtert werden. Die Randspalte lässt Raum für eigene Notizen.
- Ausrufezeichen (!) markieren Merksätze, Besonderheiten, Fallstricke des IMPP oder geben Hinweise für mündliche Prüfungen.
- Das Krankenbett (p) ist das Symbol für klinische Hinweise.

Inhaltsverzeichnis

Abkürzungsverzeichnis (IFA Innere, 7. Auflage)

ABI	ankle-brachial-index
ACTH	Adrenokortikotropes Hormon
ADH	Adiuretin, Vasopressin
AGS	adrenogenitales Syndrom
ALL	akute lymphatische Leukämie
AML	akute myeloische Leukämie
ANF	atrialer natriuretischer Faktor
ANP	atriales natriuretisches Peptid
ANV	akutes Nierenversagen
ARDS	acute respiratory distress syndrome
BCG-Impfung	Tuberkulose-Impfung
BE	base excess
BNP	brain natriuretic peptide
BSE	bovine spongiforme Enzephalopathie
BSG	Blutsenkungsgeschwindigkeit
cAMP	zyklisches Adenosinmonophosphat
cANCA	antineutrophiler zytoplasmatischer Antikörper mit zytoplasmatischem Fluoreszenzmuster
CLL	chronische lymphatische Leukämie
CML	chronische myeloische Leukämie
CMML	chronische myelomonozytäre Leukämie
CMV	Zytomegalie-Virus
COPD	chronisch obstruktive Lungenerkrankung
COX-1 /2	Cyclooxigenase 1/2
CP	chronische Polyarthritis
cPAN	klassische Panarteriitis nodosa
CR	Vollremission
CREST-Syndrom	Syndrom, bestehend aus: Calcinosis cutis, Raynaud-Syndrom, Ösophagusbeteiligung, Sklerodaktylie, Teleangiektasie
CRF	corticoid releasing factor
CRP	C-reaktives Protein
DDAVP	1-Desamino-8-D-Arginin-Vasopressin
DIC	disseminierte intravasale Gerinnung
DLCO	Diffusionskapazität (Wert bei der LuFu)
DSA	digitale Substraktions-Angiographie
EBT	Elektronenstrahltomographie
EBV	Ebstein-Barr-Virus
EDTA	Ethylendiamintetraessigsäure, Komplexbildner
EMB	Ethambutol
ERCP	endoskopische retrograde Cholangio-Pankreatikographie
ERD	erosive reflux disease
ESAT-6-Antigen	early secreted antigenic target 6
ESWL	extrakorporale Stoßwellenlithotripsie
FEV1	forcierte exspiratorische Volumen in der ersten Sekunde
FSH	Follikel stimulierendes Hormon
GE	Gesamteiweiß
GERD	gastroesophageal reflux disease
GFR	Glomeruläre Filtrationsrate
GnRH	Gonadoliberin
GOT	Glutamat-Oxalacetat-Transaminase
GPT	Glutamat-Pyruvat-Transaminase
HAES	Hydroxyäthylstärkelösungen
HBs-Ag	Hepatitis B „surface"- Antigen
HBV	Hepatitis B-Virus
HCV	Hepatitis C-Virus
HDV	Hepatitis D-Virus
HE	hepatische Enzephalopathie
HP	Helicobacter pylori
HPT	Hyperparathyreoidismus
HVL	Hypophysenvorderlappen
ICD	implantierbarer Kardioverter/Defibrillierer
ICR	Interkostalraum
INH	Isoniazid
INR	international normalized ratio
ITP	idiopathische thrombozytopenische Purpura
KI	Kontraindikationen
LDH	Laktatdehydrogenase
LH	luteinisierendes Hormon
LuFu	Lungenfunktionstest
MDS	myelodysplastisches Syndrom
MHC	major histocompatibility complex
MÖT	Mitralöffnungston
mPAN	mikroskopische Panarteriitis nodosa
MRCP	Magnetresonanz-Cholangiopankreatikographie
MRT	Magnetresonanztomographie
MSH	Melanozyten stimulierendes Hormon
NERD	non-erosive reflux disease
NHL	Non-Hodgkin-Lymphome
NMH	niedermolekulares Heparin
NNR	Nebennierenrinde
NSAR	nicht steroidale Antirheumatika
NSCLC	nicht-kleinzelliges Bronchialkarzinom
NW	Nebenwirkung
pAVK	periphere arterielle Verschlusskrankheit
PEB-Schema	Chemotherapie-Schema: Cisplatin, Etoposid, Bleomycin
PEEP	positiver endexspiratorischer Druck
PEF	peak expiratory flow
PRIND	prolongiertes reversibles ischämisches neurologisches Defizit
PTCA	perkutane transluminale koronare Angioplastie
PTSM	perkutane transluminale septale Myokard-Ablation
PTT	Prothrombin-Zeit
PZA	Pyrazinamid
RA	rheumatoide Arthritis
RA	refraktäre Anämie

RAEB	refraktäre Anämie mit erhöhtem Blastenanteil
RAEB-T	refraktäre Anämie in Transformation
RES	retikuloendotheliales System
RF	Rheumafaktoren
RFLP	Restriktionsfragment-Längenpolymorphismus
RG	Rasselgeräsuch
RMP	Rifampicin
rPA	Reteplase
RVOT	Rechtsventrikulärer Ausflusstrakt
SCLC	kleinzelliges Bronchialkarzinom
SIADH	syndrome of inappropriate ADH secretion
SLE	systemischer Lupus erythematodes
SM	Streptomycin
STH	Somatotropin
Tbc	Tuberkulose
TNK-tpa	Tenekteplase
tPA	Alteplase
TRAK	TSH-ähnlicher Antikörper
TRH	Thyreoliberin, thyreotropin releasing hormone
TSH	Thyreotropin, thyreotropes Hormon
TSM	transaortale subvalvuläre Myektomie
UFH	unfraktionierte Heparin-Gabe
URS	ureteroskopische Steinzertrümmerung
VDRL-Test	veneral disease research laboratory test
VES	ventrikuläre Extrasystolen
VSD	Ventrikelseptum-Defekt

Abbildungsliste

[1] Klingelhöfer, J./Rentrop, M.: Klinikleitfaden Neurologie Psychiatrie 3. Auflage 2003

KAPITEL

1 Die psychiatrische Untersuchung

Das **psychiatrische Aufnahmegespräch** und die psychiatrische Untersuchung bedürfen einer besonderen **Feinfühligkeit und Behutsamkeit,** da die Inanspruchnahme ärztlicher Beratung bei seelischen Problemen meist viel schwieriger ist als bei somatischen Beschwerden.

Neben der grundlegenden tröstenden und beratenden Haltung muss insbesondere eine präzise Diagnose gestellt werden können, um adäquate Behandlungsmaßnahmen für den Patienten einzuleiten. Die Exploration beginnt mit offenen Fragen (unstrukturierter Teil), die dann im Gesprächsverlauf gezielter werden (strukturierter Teil).

Die **psychiatrische Untersuchung** besteht aus:

- Anamnese
- körperlicher Untersuchung
- apparative Zusatzdiagnostik (z.B. Labor, EEG, bildgebende Verfahren)

1.1 Anamnese

aktuelle Beschwerden: Beginn • Verlauf • Beschwerdepräzisierung
psychiatrische und somatische Anamnese: Vorerkrankungen • Süchte • Suizidalität • Therapien
Familienanamnese: psychische/neurologische Krankheiten • Erbkrankheiten
Biographie: frühkindliche Entwicklung • Schule • Ausbildung • Beruf • Partnerschaften • derzeitige soziale Situation

aktuelle Beschwerden

- **Beginn der Beschwerden** (akut, schleichend, im Zusammenhang mit äußeren Faktoren)
- Beschwerden **präzisieren** (z.B. Veränderung der Stimmung oder Denkleistung), **subjektive Gewichtung** erfragen
- aktuelle/länger bestehende soziale/psychische **Belastungsfaktoren**
- bisheriger **Krankheitsverlauf** (progredient, gleich bleibend, fluktuierend)
- Art/Erfolg bisheriger Behandlungsversuche (psychopharmakologisch, psychotherapeutisch)
- Maßnahmen, die Symptomatik bessern oder verschlechtern
- Erwartung an die Behandlung und persönliches Behandlungsziel

! MERKE

Zur **Eigenanamnese** möglichst immer **Fremdanamnese** erheben (Angehörige, Arbeitskollegen), v.a. bei Sucht- oder Schizophreniepatienten!
Patient ausdrücklich auf ärztliche **Schweigepflicht** hinweisen, da psychisch kranke Patienten häufig stigmatisiert werden!

psychiatrische und somatische Anamnese

- frühere psychische Krankheiten (Art, Dauer, Verlauf, ambulante Behandlung, stationär-psychiatrische Aufenthalte)
- frühere Therapieformen
  - medikamentös: Dosierung/Dauer, (Neben-)Wirkung
  - psychotherapeutisch: Art, Dauer, Therapieerfolg
- Selbstverletzungen und **Suizidalität** (Suizidgedanken, Suizidversuche)
- **Süchte/Entzüge** (Art des Suchtmittels, Konsumdauer, Komplikationen (Entzugsdelir)
- **neurologische** Vorerkrankungen (z.B. Schädel-Hirn-Trauma, Epilepsie)
- **internistische** Vorerkrankungen (z.B. Schilddrüsenkrankheiten, Allergien)

! MERKE

Frage nach **Vormedikation** sehr wichtig zum Ausschluss „somatischer" Ursachen psychischer Störungen!

Familienanamnese

- Alter und Beruf der **Eltern und Geschwister**
- Todesursache verstorbener Familienmitglieder
- **psychische** und neurologische Auffälligkeiten und **Erkrankungen**
- Suizide in der Familie
- familiäre Erbkrankheiten

biographische Angaben

- Schwangerschaft, Geburt
- Kinderkrankheiten
- **frühkindliche Entwicklung**, Beziehung zu Eltern und Geschwistern
- Schulzeit, Schulabschluss, Ausbildung, Studium
- **Pubertät,** sexuelle Entwicklung
- Partnerschaften
- **soziales Verhalten** außerhalb der Kernfamilie
- jetzige **soziale Situation**: Ehe, Kinder, Beruf, finanzielle Verhältnisse

! MERKE

Der **aktuelle Befund (Querschnitt)** reicht zur genauen Diagnose nicht aus, der **Krankheitsverlauf (Längsschnitt)** muss ebenso erhoben werden!

KLINIK

Inhalt der psychiatrischen Anamnese:
- soziodemographische Daten
- aktuelle Anamnese
- psychiatrische/somatische Vorgeschichte (incl. Drogenanamnese)
- Familienanamnese
- biographische Daten

1.2 Erhebung des psychopathologischen Befundes

Im psychopathologischen Befund werden die im Gespräch vom Patienten geschilderten oder vom Untersucher beobachteten Symptome interpretiert, in **Fachterminologie** übersetzt und in Beziehung zueinander gesetzt. Der psychopathologische Befund ist die Grundlage der psychiatrischen Diagnostik.

! MERKE
Psychopathologische Symptome sind meist unspezifisch und für sich allein nie von vorneherein krankhaft. Sie können auch beim Gesunden auftreten.

1.2.1 Bewusstseinsstörungen

quantitative Bewusstseinsstörungen: Somnolenz • Sopor • Koma
qualitative Bewusstseinsstörungen: Trübung • Einengung • Verschiebung

Definition

Bewusstsein: „das Ganze" des augenblicklichen Seelenlebens im Wissen darüber, dass es das eigene Ich ist, das diese Inhalte erlebt.

quantitative Bewusstseinsstörungen

Grade der Bewusstseinshelligkeit (Vigilanz)

- **Wachheit**
- Somnolenz (schläfrig, leicht erweckbar)
- Sopor (schwer erweckbar)
- Präkoma (nicht erweckbar, gerichtete Schmerzreaktion)
- Koma (nicht erweckbar, keine oder ungerichtete Schmerzreaktion)

qualitative Bewusstseinsstörungen

- **Bewusstseinstrübung:** mangelnde Klarheit des eigenen Erlebens oder der Umwelt (z.B. Verwirrtheitszustand)
- Bewusstseinseinengung: Fokussierung des Erlebens auf bestimmten Bereich mit verminderter Ansprechbarkeit auf Außenreize (z.B. epileptischer Dämmerzustand, Hypnose)
- Bewusstseinsverschiebung: Intensität der Wahrnehmung wird als gesteigert erlebt (z.B. unter Drogeneinfluss, Manie)

! MERKE
Bewusstseinstörungen sind Leitsymptom schwerer organischer Störungen!

1.2.2 Orientierungsstörungen

zeitlich • örtlich • situativ • zur eigenen Person

Definition

Orientiertheit = Bescheidwissen und Sich zurechtfinden in der jeweiligen Situation

Formen

- **zeitlich**: aktuelles Datum oder Aufnahmetag werden nicht gewusst
- **örtlich:** der Patient weiß nicht, wo er ist.
- **situativ:** der Patient erfasst nicht die Situation, in der er sich befindet (z.B. Untersuchung)

- **eigene Person:** mangelndes Wissen um eigen Namen und Daten aus der Biographie

! MERKE
Bei älteren Patienten nach Verlegung/Operationen oft vorübergehende zeitliche und örtliche Orientierungsprobleme ohne manifesten Krankheitswert!

1.2.3 Aufmerksamkeits- und Gedächtnisstörungen

Auffassung • Konzentration • Merkfähigkeit • Gedächtnis • Amnesien • Zeitgitterstörung • Paramnesien • Ekmenesie • Hypermnesie • Konfabulation

! MERKE
Aufmerksamkeitsstörungen und Gedächtnisstörungen sind Leitsymptom organischer Störungen!

Definition

- **Auffassung:** Wahrnehmungen begreifen und sinnvoll verbinden

! MERKE
DD: neuropsychologische Störungen wie Aphasien!

- **Konzentrationsvermögen:** Aufmerksamkeit einer Tätigkeit ausdauernd widmen
- **Merkfähigkeit:** Erinnerungsvermögen bis 10min.
- **Gedächtnis (mnestische Funktion):** Erinnerungsvermögen über 10min.=Langzeitgedächnis(z.B. biographische Angaben)

! MERKE
DD: depressive Umbewertung normaler kognitiver Funktionen!

Störungen

- **Amnesie:** zeitlich und inhaltlich begrenzte Erinnerunglücke (total oder partiell)
- **Zeitgitterstörung:** Erinnerungen werden chronologisch falsch eingeordnet
- **Paramnesien:** Trugerinnerungen (z.B. Deja-vu-Erlebnis)
- **Ekmenesie:** früher Erlebtes wird als gegenwärtig erlebt
- **Hypermnesie:** gesteigerte Erinnerung (z.B. bei Drogenintoxikation)
- **Konfabulation:** Erinnerungslücken werden mit spontanen Einfällen gefüllt

! MERKE
Pseudologia phantastica (phantastisches Lügen): wichtige Differentialdiagnose zur Konfabulation, immer gleichbleibende Inhalte z.B. bei Geltungsbedürfnis, Simulation)

KLINIK
Korsakow-Syndrom: Desorientiertheit, Merkfähigkeitsstörung, Konfabulationen

1.2.4 Störungen der Affektivität und Angst

Affektivität • Affekt • Angst

Affektivität

Definition

- **Affektivität:** länger dauernde Gefühlszustände
- **Affekt:** kurze, spontane Gefühlszustände

Formen

- **Deprimiertheit:** Niedergeschlagenheit, Freudlosigkeit
- **Anhedonie:** Unfähigkeit, Freude zu empfinden
- **Euphorie:** gehobene Stimmung, oft übersteigertes Selbstwertgefühl
- **Dysphorie:** gereizte Stimmung, erhöhte Aggressionsbereitschaft
- **läppischer Affekt:** albern-leere Heiterkeit des Unreifen
- **Affektlabilität:** schnelle Stimmungswechsel ohne ausreichenden Anlass
- **Affektinkontinenz:** wie Affektlabilität, nur mit Affektäußerungen (z.B. Schreien)
- **Affektverarmung:** gleichbleibend indifferente Stimmung
- **Affektstarre:** Der Patient verharrt in einer bestimmten Stimmung, unabhängig von der äußeren Situation
- **Parathymie:** Gefühlserleben und Gefühlsäußerungen stimmen nicht überein, (z.B. Pat. erzählt von Tod eines Freundes und lacht dabei)
- **innere Unruhe**: inneres Getriebensein, Rastlosigkeit
- **Ambivalenz:** miteinander unvereinbare Gefühle oder Wünsche

! MERKE

Bei Beurteilung der Affektivität das landestypische Temperament sowie die praemorbide Persönlichkeit des Patienten beachten!

Angst

Definition

gegenstandsloses, qualvolles, unbestimmtes und individuell sehr unterschiedliches Gefühl der Beengung/Bedrohung

Formen

- **Ängstlichkeit:** Erwartung einer Bedrohung, phobische Ängste, Panikattacken
- **Phobie:** an bestimmte Situationen/Objekte gebundene Angst
- **Panikattacken:** abgrenzbare Perioden intensiver Angst/Unbehagen, die meist schlagartig auftreten

KLINIK

Während einer Panikattacke müssen mindestens 4 Symptome auftreten: Atemnot, Benommenheit, Palpitationen/Tachykardie, Zittern/Beben, Schwitzen, Erstickungsgefahr, Übelkeit, Entfremdungserleben, Parästhesien, Hitzewallungen/Kälteschauer, Schmerzen in der Brust, Furcht zu sterben/verrückt zu werden, Angst vor Kontrollverlust.

1.2.5 Antriebsstörungen und Störungen der Psychomotorik

Antrieb: Antriebsarmut • Antriebshemmung • Antriebssteigerung • Raptus • Logorrhoe • Mutismus • Stupor
Psychomotorik: psychomotorische Unruhe • Flexibilitas cerea • Katalepsie • Tics
Verhalten: inadäquat • manieriert-bizarr • Automatismen

Antrieb

Definition

Grundaktivität des Menschen (=eine hypothetisch angenommene Kraft)

Antriebsstörungen

- **Antriebsarmut:** objektiver Mangel an Energie und Initiative
- **Antriebshemmung:** von Patienten subjektiv erlebter gebremster Antrieb, der jedoch objektiv erhalten ist
- **Antriebssteigerung:** erhöhter Antrieb zielgerichteter oder zielloser Tätigkeiten

KLINIK

DD: Antriebsteigerung – Akathisie
Akathisie: Nebenwirkung unter Antipsychotikatherapie mit quälender Unruhe v.a. in den Extremitäten. → hier: Medikamentenreduktion notwendig!

- **Raptus:** plötzlicher, aus der Ruhe auftretender, ungerichteter Bewegungssturm
- **Logorrhoe:** sprachliche Antriebssteigerung, z.T. unstillbarer Rededrang
- **Mutismus:** Wortkargheit bis zur vollständigen Sprachverweigerung
- **Stupor:** Patient ist mutistisch und stark antriebsgemindert („stuporös“)

Psychomotorik

Definition

motorisches „Ausdrucksverhalten“ des Patienten

Störungen der Psychomotorik

- **psychomotorische Unruhe:** ungerichtete motorische Aktivität bis zum Erregungszustand
- **Flexibilitas cerea:** „wächserne Biegsamkeit“ der Gliedmaßen beim passiven Bewegen derselben
- **Katalepsie:** eingenommene Körperhaltungen werden übermäßig lange beibehalten

! MERKE

Katalepsie ist ein Leitsymptom der katatonen Schizophrenie!

- **Tic:** unwillentliche, zwecklose Bewegung (meist) einzelner Muskelgruppen

KLINIK

Katatone Symptome: Störung von Antrieb und Psychomotorik bei Schizophrenie.

Verhalten

Definition

Verhalten eines Patienten beschreibt die gesamten Interaktionen mit der sozialen Umwelt auf dem Boden erworbener und angeborener Denk- und Handlungsweisen.

1

Formen

- **inadäquates Verhalten:** der Situation unangepasstes Verhalten, z.B. Patient schlägt Arzt in Visite jovial auf die Schulter
- **manieriert-bizarres Verhalten:** Grimassieren, possenhaftes Auftreten, gekünstelte Sprache, Patient verhält sich wie auf einer Bühne
- **Automatismen**
  - **Echolalie**: a) Beschränkung der Sprache auf das Nachsprechen vorgesagter Wörter, b) krankhafter Zwang alles Gesagte von Gesprächspartnern zu wiederholen
  - **Echopraxie**: zwanghaftes, automatisches Nachahmen und Wiederholen von vorgezeigten Handlungen und Bewegungen
  - **Negativismus**: Patient macht das Gegenteil des Geforderten
  - **Stereotypien**: wiederholte Handlungen, die der konkreten Umweltsituation nicht entsprechen, nicht im Zusammenhang mit ihr stehen und vielfach zwanghaften Charakter haben

1.2.6 Formale Denkstörungen

Denkverlangsamung • Denkhemmung • Einengung • Gedankendrängen • Weitschweifigkeit • Ideenflucht • Zerfahrenheit/Inkohärenz • Gedankenabreißen • Perseveration • Vorbeireden • Kontamination • Neologismen • Schizophasie

Definition

Störung des Gedankenablaufs

Formen

- **Denkverlangsamung**: zäher, schleppender Gedankengang
- **Denkhemmung :** Denken wird als gebremst, wie gegen inneren Widerstand erlebt (ähnlich Antriebshemmung)
- **Einengung**: stetes Grübeln über meist unangenehme Themen
- **Gedankendrängen**: Einprasseln von Einfällen oder ständig wiederkehrende Gedanken
- **Weitschweifigkeit:** Umständlichkeit, Wesentliches wird nicht von Unwesentlichem getrennt (ohne vom inhaltlichen Ziel abzukommen!)
- **Ideenflucht :** stets neue Einfälle im Gespräch, der Patient kommt „vom Hunderten ins Tausendste", oft mit Logorrhoe verbunden

! MERKE

Ideenflucht: typische formale Störung bei manischen Patienten!

- **Zerfahrenheit/Inkohärenz**: Auflösung des logischen Zusammenhanges eines Gedankenganges, für den Untersucher geht der Sinn verloren
- Gedankenabreißen: plötzliche Unterbrechung im Gedankengang mit Pause im Denken und Reden, den „Faden verlieren"

! MERKE

Gedankenabreißen: typische formale Störung bei Schizophrenien, oft als von außen gemacht erlebt!

- **Perseveration:** Wiederholen von Worten und Inhalten, die vorher im Gespräch verwendet wurden; im Gesprächsverlauf nicht mehr sinnvoll

- **Vorbeireden:** Patient geht nicht auf eine gestellte Frage ein, obwohl ersichtlich ist, dass er die Frage verstanden hat
- **Kontamination:** Verschmelzung von Worten zu einem Wort
- **Neologismen**: Wortneuschöpfungen oder ungewöhnlicher Gebrauch von Worten
- **Schizophasie:** sinnloses Wort- und Silbengemisch („Wortsalat")

1.2.7 Inhaltliche Denkstörungen

Wahngedanken • Wahnwahrnehmung • Wahndynamik • Wahninhalte (Verfolgungswahn • Beziehungswahn • Größenwahn • Verarmungswahn • hypochondrischer Wahn • Schuldwahn • religiöser Wahn)

Definition

Wahn: objektiv falsche, unkorrigierbare Überzeugung, die trotz vernünftiger Gegenargumente aufrechterhalten wird

Formen

- **Wahngedanken=Wahnidee:** wahnhafte Überzeugung oder Gedanken
- **Wahneinfall:** plötzliches, unvermitteltes Auftreten eines Wahnes
- **Wahnwahrnehmung:** reale Sinneswahrnehmungen erhalten eine neue Interpretation, Patient bezieht es meist auf sich selbst
- **Wahnstimmung:** Angespanntheit/Unsicherheit im Vorfeld/Umfeld eines Wahns („irgendwas geht hier vor sich")
- **Wahndynamik:** affektive und psychomotorische Anteilnahme am Wahn

KLINIK

Starke Dynamik bei akuter Psychose mit Panik und Erregung, **abnehmende Dynamik** unter adäquater medikamentöser Therapie!

Wahninhalte

- **Verfolgungs- und Beeinträchtigungswahn („paranoider Wahn"):** der Patient fühlt sich von der Umwelt beobachtet/geschädigt (z.B. Schizophrenie)
- **Beziehungswahn:** der Patient verbindet belanglose Dinge mit der eigenen Person, z.B. „schwarze Katze von links", oft in Kombination mit Verfolgungswahn (z.B. Schizophrenie)
- **querulatorischer Wahn:** der Patient wähnt sich von Behörden ungerecht behandelt und kämpft dagegen an
- **Eifersuchtswahn:** der Patient fühlt sich vom Partner hintergangen (z.B. Schizophrenie, Alkoholsucht)
- **Größenwahn:** der Patient fühlt sich auserwählt, als etwas Besonderes (z.B. Schizophrenie, psychotische Manie)
- **Liebeswahn:** der Patient fühlt sich von anderer Person geliebt (z.B. wahnhafte Störungen)
- **Verarmungswahn:** der Patient fühlt sich finanziell verarmt (z.B. wahnhafte Depression)
- **hypochondrischer Wahn:** der Patient fühlt sich unheilbar krank und gibt sich auf (z.B. wahnhafte Depression)
- **Schuldwahn:** der Patient wähnt sich schuldig, versündigt (z.B. wahnhafte Depression)
- **religiöser Wahn:** der Patient fühlt sich von Gott oder höherem Wesen auserwählt, berufen (z.B. Schizophrenie)

- **nihilistischer Wahn:** der Patient verneint die eigene Existenz, oft auch die seiner Umgebung (z.B. wahnhafte Depression)

1.2.8 Zwang

Zwangsgedanken • Zwangsimpulse • Zwangshandlungen

Definition

Gedanken/Impulse, die sich anhaltend aufdrängen und als sinnlos oder verwerflich gesehen werden und daher als belastend empfunden werden.

Formen

- **Zwangsgedanken:** sich aufdrängende Gedanken (oft peinliche Inhalte)
- **Zwangsimpulse:** aufdrängender innerer Antrieb (oft fremdaggressive, dem Patienten unangenehme Impulse)
- **Zwangshandlungen:** gegen den eigenen Willen durchgeführte Handlungen (z.B.Waschzwang)

! MERKE

Gedankenabreißen: typische formale Störung bei Schizophrenien, oft als von außen gemacht erlebt!

1.2.9 Wahrnehmungsstörungen

Wahrnehmungsanomalien • illusionäre Verkennung • Halluzinationen • Pseudohalluzinationen • hypnagoge Halluzinationen

Definition

Wahrnehmung: Summe von Aufnahme, Auswahl, Verarbeitung (z. B. Abgleich mit Vorwissen) und Interpretation von Informationen

Wahrnehmungsanomalien

Wirkliche Wahrnehmungen erscheinen verändert, der Inhalt jedoch bleibt erhalten.

- **Veränderung der Wahrnehmungsintensität** (Farben wirken greller, Töne klingen lauter, z.B. bei Drogenkonsum, akuter Schub einer Schizophrenie)
- **Makropsie, Mikropsie** (Gegenstände werden vergrößert oder verkleinert wahrgenommen)

KLINIK

Ein an Schizophrenie erkrankter Patient gibt an, beim Blick in den Spiegel nicht sein jetziges Gesicht, sondern sein Gesicht als Kind zu sehen.

illusionäre Verkennung

Eine wirkliche Wahrnehmung wird für etwas anderes gehalten oder einer realen Wahrnehmung wird etwas hinzugefügt

KLINIK

Ein ängstliches Kind verkennt nachts den Mantel über einem Stuhl als Monster, ein Alkoholpatient im Entzug verkennt den Infusionsständer als Galgen.

Halluzinationen

- Wahrnehmungen **ohne** entsprechenden Außenreiz, die in allen Sinnesqualitäten vorkommen können
- **akustische** Halluzinationen (Geräusche, eigene Gedanken bis hin zu befehlenden oder über den Pat. sprechenden Stimmen)
- **optische** Halluzinationen (Farben, Lichtblitze, Gestalten bis hin zu szenischen, traumähnlichen Halluzinationen)
- **zoenästhetische** Halluzinationen (Körpermissempfindungen durch Tastempfindungen, Schmerzen oder Bewegungswahrnehmung, z.B. Ungeziefer in der Haut, elektrische Bestrahlung)
- **Geruchs**- und **Geschmacks**halluzinationen (z.B. Gasgeruch, Giftgeschmack im Essen)

KLINIK
Ein an Schizophrenie erkrankter Patient fühlt sich von außerirdischen „Elektrowellen" bestrahlt und wickelt sich deshalb meterweise Aluminiumfolie um den Körper, um so der Strahlung entgegenzuwirken.

! MERKE
Typisch sind akustische Halluzinationen, v.a. Hören von Stimmen bei schizophrenen Patienten!

1

Pseudohalluzinationen Der Patient ist sich der Irrealität der Trugwahrnehmung bewusst.

hypnagoge Halluzinationen optische und/oder akustische Halluzinationen, die im Halbschlaf oder beim Aufwachen auftreten

1.2.10 Störungen des Ich-Erlebens

Entfremdungserleben (Derealisation, Depersonalisation) • Psychotische Ich-Störungen (Gedankenausbreitung, Gedankenentzug, Gedankeneingebung, leibliche Beeinflussung)

Definition Störungen der „Ich-Umwelt-Grenze"; die eigenen psychischen Vorgänge werden als von außen gemacht oder beeinflusst erlebt

KLINIK
Psychotische „Ich-Störungen" gehören zu den diagnostisch schwerwiegenden Symptomen einer Schizophrenie.

Formen

Entfremdungserleben

- **Derealisation:** Personen, Dinge, Umwelt erscheinen sonderbar fremd oder unwirklich
- **Depersonalisation:** Störung des Einheitserlebens der eigenen Person, z.B. der Patient fühlt einzelne Körperteile nicht mehr zu sich gehörig oder sich wie ein anderer Mensch

psychotische Ich-Störungen

- **Gedankenausbreitung:** Gedanke, dass andere Menschen die eigenen Gedanken lesen können
- **Gedankenentzug:** Gedanken werden aus dem Kopf des Patienten weggenommen, abgezogen

- **Gedankeneingebung:** Glaube, dass Denkinhalte von außen gelenkt und beeinflusst werden (als bedrohlich empfunden)
- **leibliche Beeinflussung:** Wollen und Handeln des Patienten als von außen gelenkt erlebt

! MERKE
Ich-Störungen sind unbedingt zu erfragen, Patienten kommen selten von selbst darauf zu sprechen!

1.2.11 Weitere Störungen

Schlafstörung • Vegetative Störungen • Appetitstörung • sexuelle Störungen • Tagesschwankungen

Schlafstörung

- **Hyper**somnie: mind. 1–2h längere Schlafdauer als üblich, Tagesmüdikgeit (z.B. Narkolepsie, medikamentöser „Hang-Over“)
- **Hypo**somnie: Ein- oder Durchschlafstörungen, Früherwachen (z.B. bei Depression, stimulierende Drogen)

vegetative Störung

- Herzstolpern Herzrasen, Schwindel
- Dyspnoe, Tachypnoe
- Magen-Darm-Störung
- Pruritus, Schwitzen
- Dysästhesien (z.B. Kribbeln, Taubheit), Schmerzerleben

Appetitstörung

- Appetitmangel (Hypophagie) mit Gewichtsabnahme → DD: Magersucht, konsumierende Erkrankung
- Appetitzunahme (Hyperphagie) → DD: medikamentöse Nebenwirkung (z.B. Antidepressivum)

sexuelle Störung

- gesteigerte Libido (z.B. Manie, organische Störung)
- verminderte sexuelle Lust (z.B. Depression)

Tagesschwankungen

- Morgentief (z.B. Depression)
- Abendtief (z.B. abendliche Verschlechterung bei Demenz)

! MERKE
Wegen grosser interindividueller Schwankungen ist der Vergleich mit prämorbider Symptomatik wichtig; nicht nur als reine Normvariante werten.

1.2.12 Persönlichkeitszüge

paranoide • schizoide • anankastische • histrionische • narzisstische • abhängige • ängstliche • impulsiv-erregbare • dissoziale Persönlichkeit

Definition

Persönlichkeit: Gesamtheit der Charaktereigenschaften, die dem Einzelnen seine unverwechselbare Individualität verleihen und weitgehend konstant sind.

Formen

- **paranoid:** misstrauische Grundhaltung, Patient geht davon aus, dass ihm oft bewusst geschadet wird
- **schizoid:** kühles, verhaltenes Auftreten, wenig soziale Kohntake, Neigung zu Tagträumerei
- **anankastisch:** übermäßige Gewissenhaftigkeit, zwanghafte Pedanterie, rigide Einhaltung von Normen
- **histrionisch (früher: hysterisch):** Verlangen nach Aufmerksamkeit, emotional labil, demonstrative, z.T. infantile Verhaltensweisen
- **narzisstisch:** überhebliches Auftreten, Wunsch nach Bestätigung, leicht kränkbar
- **abhängig (dependent):** Neigung zu festen Bindungen, Aufgabe eigener Interessen, Vermeidung von Auseinandersetzungen
- **ängstlich:** ständiges Gefühl von Angst, Selbstwahrnehmung als schwach und hilflos
- **impulsiv-aggressiv:** ungewöhnliche Temperamentsausbrüche, unkontrollierte Handlungen (z.B. Suiziddrohungen, Beziehungsabbrüche)
- **dissozial:** Missachtung sozialer Regeln, herzloses Unbeteiligsein, negative Konsequenzen führen meist nicht zur Verhaltensänderung

! MERKE
Persönlichkeitszüge werden in Akutsituationen von der aktuellen psychiatrischen Symptomatik überlagert und müssen nach Besserung derselben mit dem Aufnahmebefund verglichen oder nachexploriert werden.

1.3 Körperliche Untersuchung

! MERKE
Eine vollständige neurologische und internistische Untersuchung sind unbedingter Bestandteil einer psychiatrischen Aufnahme!

- **Ausschluss körperlicher Ursachen psychiatrischer Krankheiten**, z.B.
  - fokal-neurologische Ausfälle bei Hirntumor
  - Einstichstellen bei i.v.-Drogenkonsum
  - Struma bei Hypothyreose
- Diagnose zusätzlich vorhandener somatischer Krankheiten und mögliche konsiliarische Mitbehandlung aus anderen Fachgebieten
- Erkennen von **Kontraindikationen** einer Psychopharmakatherapie (z.B. Anfallsleiden, Allergien, Glaukom)
- Ablauf und Inhalt der neurologischen Untersuchung (→ Crashkurs Neurologie)

1.3.1 Zusatzdiagnostik

Labordiagnostik • apparative Diagnostik • Testverfahren

! MERKE
Bei jeder Erstmanifestation einer psychiatrischen Erkrankung muss vor der endgültigen Diagnose eine organische Ursache ausgeschlossen werden!

Labordiagnostik

Routinelabor • Drogenscreening • Liquordiagnostik • Medikamentenspiegel

obligat (Routinelabor):

- **Differentialblutbild:** Leukopenie durch Psychopharmaka, makrozytäre Anämie des Alkoholikers
- **Blutsenkungsgeschwindigkeit** (BSG) und C-reaktives Protein: Screening für Entzündungen
- **Leber- und Gallenparameter:** Infektionen, Substanzmissbrauch, Medikamentennebenwirkung (!)
- **Keatinin:** wichtig für Medikamtentendosierung, v.a. bei älteren Patienten
- **Elektrolyte:** Elektrolytverschiebung bei Alkoholintoxikation
- **Blutzucker,** HbA1c: unklare Unruhe und Angstzustand bei Hypoglykämie
- **TSH, fT3,fT4:** bei Schilddrüsenfunktionsstörungen gehäuft psychische Krankheiten (Kap. 4.1)

fakultativ

- HIV- und TPHA-Testung: seltene, aber folgenreiche Ursache psychischer Störungen
- **Drogen-Screening** (Atemluft, Urin, Blut)
- **Medikamtentenspiegelbestimmung** (Kap 3.1.1)
  - Compliance sichern
  - „Slow/Fast-Metabolizer" erkennen, d.h. Patienten, die aufgrund ihrer angeborenen Leberenzymleistung schneller oder langsamer als der Bevölkerungsdurchschnitt Medikamente metabolisieren
  - Langzeitkontrollen bestimmte Psychopharmaka, z.B. Lithiumsalze
- Vitamine: Wernicke-Enzephalopathie bei Vitamin B1-Mangel
- **Hormonuntersuchung**
  - weibliche Sexualhormone ↓ bei postmenopausaler Depression Homovanillinmandelsäure bei Phäochromozytom im Urin erhöht, zum Ausschluss Panikstörung (Kap. 4.1)
- **Liquoruntersuchung:** Ausschluss u.a. von Blutungen, Infektionen

! MERKE

Vor Lumbalpunktion CCT zum Ausschluss eines erhöhten Hirndrucks!

Apparative Diagnostik

Vitalzeichen • EKG • EEG

obligat

- **Vitalparameter:** Blutdruck, Puls, Temperatur, Blutzucker
- **EKG:** Rhythmusstörungen oder Ischämien → Kontraindikationen für viele Psychopharmaka
- **EEG:** Anfallsleiden, Herdbefunde, Allgemeinveränderungen

fakultativ

evozierte Potentiale bei organischen Störungen als weiterführende Diagnostik, z.B. bei Hirnstammläsionen, Multiple Sklerose

1

Bildgebende Diagnostik

cCT • cMRT • PET • Dopplersonographie

- **cCT:** Atrophien, fokale Herde (Blutung, Neoplasie, etc.)
- **cMRT:** erfasst diskretere pathologische Befunde als cCT
- **PET (Positronen-Emissions-Tomographie):** insbesondere zur Diagnostik bei Demenz vom Alzheimertyp
- **Doppler-Sonographie** der hirnversorgenden Gefäße bei cerebralen Perfusionsstörungen

Testpsychologische Untersuchungen

Beurteilungsskalen • objektive Testverfahren • projektive Testverfahren

Testpsychologische Verfahren sollen helfen, in der klinischen Untersuchung erhobene psychopathologische Befunde zu objektivieren und zu quantifizieren, daher sind sie in der Forschung unverzichtbar.

! MERKE

Testverfahren dienen nicht der Diagnosestellung, sondern können lediglich eine diagnostizierte psychische Störung oder Auffälligkeit untermauern.

- **Gütekriterium Objektivität:** Ergebnisse von Untersucher und Testauswerter unabhängig
- **Gütekriterium Reliabilität:** Zuverlässigkeit, mit der ein abgefragtes Merkmal erfasst wird. Bei Testwiederholung oder Testung durch anderen Untersucher sollte das gleiche Ergebnis erreicht werden.
- **Gütekriterium Validität:** das Testverfahren erfasst genau das, was erfasst werden soll. Es besteht ein Zusammenhang zwischen Ergebnis und dem, was gemessen werden soll.

! MERKE

Psychologische Testverfahren sind zu fast allen psychischen Krankheiten und medikamentösen Nebenwirkungen erhältlich!

Einteilung der Testverfahren
standardisierte Beurteilungsskalen

- **Fremdbeurteilungsskalen:** Untersucher beurteilt die Symptomatik (z.B. Hamilton Depressions-Skala zur Beurteilung der Ausprägung verschiedener depressiver Symptome)
- **Selbstbeurteilungsskalen:** Patient beurteilt seine Symptomatik selbst (z.B. Freiburger Persönlichkeitsinventar (FPI) zur subjektiven Einschätzung von Persönlichkeitsmerkmalen)

! MERKE

Eine unauffällige Persönlichkeitstestung schließt jedoch eine klinisch diagnostizierte Persönlichkeitsstörung **nicht** aus!

objektive Testverfahren

psychische Fähigkeiten wie Aufmerksamkeit, Konzentration, Motorik oder Wahrnehmung werden unter dem Aspekt der **Leistung** getestet (z.B. Mini-Mental-Test, Intelligenztestverfahren, d2-Test)

KLINIK

Zur Beurteilung der **Fahrtauglichkeit** auch unter Psychopharmaka-Einnahme wird eine standardisierte Testbatterie eingesetzt, die neben Aufmerksamkeit die Bereiche Reaktionsfähigkeit und Belastbarkeit prüft.

projektive Testverfahren

ungestaltetes Testmaterial, z.B. Tintenkleckse beim Rorschach-Test, soll unbewusste Projektionen beim Patienten erzeugen und Hilfe bei verborgenen Persönlichkeitsmerkmalen geben

KLINIK

Mithilfe einer „**Klassifikatorische Diagnostik**" kann man psychische Störungen anhand von typischen Symptomkonstellationen, Ätiologie, Krankheitsverlauf und psychosozialen Faktoren in bestimmte, prinzipielle Krankheitsklassen einteilen, z.B. affektive Störungen, Suchtstörungen,usw. Derzeit werden in der Psychiatrie und Psychotherapie zwei Klassifikationssysteme verwendet, **ICD-10** und **DSM-IV**.

KAPITEL

2 Psychopathologische Syndrome

Nach Erfassung der einzelnen psychopathologischen Symptome durch die Eigen- und Fremdanamnese lassen sich die erhobenen Symptome zu **psychopathologischen Syndromen** zusammenfassen. Nach Syndrombeschreibung wiederum kann man eine psychische Krankheit mit Hilfe eines Klassifikationssystems diagnostizieren. Die Syndrombeschreibung ist also eine Kombination bestimmter Symptome, die häufig zusammen auftreten und beschränkt sich auf das klinische Querschnittsbild. Dabei können mehrere Syndrome nebeneinander auftreten.

Symptom(e) → Syndrom(e) → Diagnose

! MERKE

In akuter Aufnahmesituation stellt die Syndrombeschreibung eine erste Arbeitsdiagnose dar, an die sich die Akutbehandlung anschließt. Oft kann erst durch weitere Anamnese, apparative Diagnostik und konstante Verlaufsbeobachtung eine genaue Diagnose gestellt werden.

2.1 Einteilung der wichtigsten Syndrome

2.1.1 Verwirrtheitssyndrom

Definition

Klinik: Bewusstseinstrübung • Orientierungsstörungen • Gedächtnisstörung • Auffassungsstörungen • formale Denkstörung

Ursachen: akute Schädigung des Gehirns • Verschlechterung einer bestehenden körperlichen Krankheit

DD: „verworrene" Manie • akute Schizophrenie

Definition

Syndrom mit Bewusstseinstrübung und Störung der kognitiven Fähigkeiten, was typischerweise aus einer Schädigung des Gehirns resultiert.

Klinik

typische Symptome

- **Bewusstseinstrübung**
- Orientierungsstörungen zu einzelnen oder allen Qualitäten
- Auffassungsstörungen, Patient ist „schwerbesinnlich"
- Konzentrations- und Merkfähigkeitsstörungen
- Unzusammenhängender Gedankengang

zusätzliche Symptome

- Affektveränderung: ratlos, ängstlich, depressiv bis euphorisch
- **motorische Unruhe** bis Erregung
- Schlafstörungen mit Störung des Tag-Nacht-Rhythmus

seltene Symptome

- einzelne Wahneinfälle
- illusionäre Verkennung oder Halluzinationen

Ursachen

- akute körperliche Krankheit (z.B. Sepsis)
- **akute Schädigung des Gehirns** (z.B. SHT)
- plötzliche Verschlechterung einer chronischen körperlichen/hirnorganischen Erkrankung (z.B. dekompensierte Herzinsuffizienz)

Differentialdiagnose

- „verworrene" Manie mit ausgeprägten formalen Denkstörungen
- akuter Schub einer Schizophrenie → Verwirrtheitssymptome aus früheren Krankheitsphasen vorbekannt

2.1.2 Delirantes Syndrom

Definition
Klinik: wechselnde Bewusstseinslage • Orientierungsstörungen • Gedächtnisstörung • Auffassungsstörungen • formale Denkstörung • motorische Unruhe • Halluzinationen • vegetative Reaktion • Suggestibilität • Amnesie
Ursachen: akute Schädigung des Gehirns oder Verschlechterung einer bestehenden Krankheit
DD: Drogenentzug • medikamentös induziertes Delir

2

Definition

Syndrom mit wechselnder Bewusstseinslage, motorischer Unruhe und vegetativer Entgleisung, was häufig bei Entzug oder Intoxikation vorkommt.

Klinik
typische Symptome

- wie Verwirrtheitssyndrom
- Entwicklung der Symptomatik in kurzer Zeit (Stunden–Tage)
- **schnell wechselnde Bewusstseinlage**
- anterograde Amnesie
- **starke motorische Unruhe** bis Erregungszustand
- Nestelbewegung und Abwehrbewegungen mit den Händen → oft wegen angsterzeugender optischer Halluzinationen
- illusionäre Verkennung
- optische Halluzinationen
  - meist kleine Gegenstände: Fäden, Flocken, kleine Tiere
  - selten szenische Halluzinationen
- Wahneinfälle
- **Suggestibilität** (s. Klinikkasten)
- **vegetative Übererregung**
  - Übelkeit, Erbrechen
  - starker Tremor
  - Tachycardie, Blutdruckdysregulation
  - Hyperthermie, Hyperhidrosis
- neurologische Symptome: Dysarthrie, Ataxie

- **optischen Halluzinationen:** Der delirante Alkoholiker versucht weiße Mäuse von seiner Bettdecke zu verscheuchen
- **illusionäre Verkennung**: Ein deliranter Alkoholpatient sieht in der studentischen Sitzwache einen Teufel und bewirft diesen panisch mit einer Infusionsflasche.
- **Suggestibilität**: Ein Patient liest von leerem Blatt Papier vor oder versucht Fäden zu greifen, die ihm imaginär vorgehalten werden.

Ursachen

- akute körperliche Erkrankung
- plötzliche Schädigung des Gehirns

Differentialdiagnose

Suchtmittelentzug (Kap. 4.2)

- Alkoholsucht
- Benzodiazepinabhängigkeit
- Barbituratabhängigkeit

Intoxikation mit anticholinerg wirkenden Pharmaka (Kap. 3.1)

- Antipsychotika, z.B Haloperidol, Haldol®
- Trizyklische Antidepressiva, z.B. Amitryptilin, Saroten®
- Antikonvulsiva, z.B. Carbamazepin, Tegretal®

! MERKE

Bei einem Suchtpatienten immer differentialdiagnostisch an ein zerebrales Trauma, z.B. nach Sturz oder Intoxikation (Suizidversuch!) denken bevor vorschnell ein Entzugsdelir diagnostiziert wird!

2.1.3 Dämmerzustand

Definition

Klinik: Bewussteinseinengung/–verschiebung • Desorientiertheit • Auffassungsstörung • Konzentrations- und Merkfähigkeitsstörungen

Ursachen: Epilepsie • pathologischer Rausch • transistorisch globale Aphasie

DD: schwere Depression • Schizophrenie

Definition

Syndrom mit Bewusstseinseinengung, Auffassungsstörung und (trotzdem) Fähigkeit zu komplexen Handlungsabläufen, oft bei Epilepsie.

Klinik

typische Symptome

- **Bewussteinseinengung** und -verschiebung
- situative Desorientiertheit
- **verlangsamte Auffassung**
- Konzentrations- und Merkfähigkeitsstörungen (v.a. für Eindrücke vor dem Dämmerzustand)
- Verlust Handlungen zu planen, dabei für Außenstehende unauffällige, „ungestörte" Handlungsabläufe
- formaler Gedankengang meist unauffällig

zusätzliche Symptome

- **Affektstörung**, ängstlich, gereizt bis beglückt wirkend
- aggressives Verhalten → oft durch Situationsverkennung

KLINIK

Ein epilepsiekranker Patient, der sich im **postiktalen Dämmerzustand** von Helfenden bedroht fühlt und eine helfend gereichte Hand eines Passanten als Pistole illusionär verkennt, schlägt um sich, flüchtet und klettert auf ein Dach. Im Aufnahmegespräch kann sich der Patient an nichts mehr erinnern.

Ursache

- epileptischer (postiktaler) Dämmerzustand
- transistorisch globale Aphasie (TGA) (Crashkurs Neurologie)
- pathologischer Rausch (v.a. durch Alkohol) (Kap. 4.2)

Differentialdiagnose

- depressive Krankheit mit sehr ausgeprägter Antriebsminderung und Auffassungsstörung
- selten bei Schizophrenien

2.1.4 Dementielles Syndrom

Definition
Klinik: anfangs Konzentrations- und Merkfähigkeitstörung • im Verlauf zunehmend Gedächtnisverlust • Alltagsprobleme • reduzierte Kritikfähigkeit • Affektstörung • Antriebsverlust
Ursachen: chronische Hirnschädigung • Demenzerkrankungen
DD: Pseudodemenz bei Depression • Schizophrenie

Definition

Syndrom mit ausgeprägter Störung der höheren kognitiven Hirnleistungen wie Kritikfähigkeit, Orientierung und Gedächtnis.

Klinik
typische Symptome

- anfangs Störung von Konzentration und Merkfähigkeit
- **Denkleistung allgemein erniedrigt**
- im fortgeschrittenen Stadium **Gedächtnisverlust**
- Orientierungsstörung
- Urteilskraft und **Kritikfähigkeit eingeschränkt**
- Bewerkstelligung des Alltag erschwert
- **Störung des Tag-Nacht-Rhythmus**

zusätzliche Symptome

- Affektstörungen, z.B. Affektlabilität, Affektinkontinenz, Affektverarmung
- Antriebsverlust
- Wahn, oft paranoide Inhalte oder Verarmungswahn
- Halluzinationen

KLINIK

Eine an **Morbus Alzheimer** erkrankte 75-jährige Patientin beginnt im Verlauf der Krankheit **nachts herumzuwandern,** ist dann zu **keiner Qualität orientiert** und wird gegenüber dem Pflegepersonal **verbal aggressiv und tätlich.** Tagsüber ist die Patientin relativ unauffällig und nimmt ihren Tagesablauf indifferent wahr. Unter Medikation mit einem sedierenden Antipsychotikum sistieren die nächtlichen Unruhe- und Aggessionsphasen, die Patientin gelangt wieder in einen **„normalen" Tag-Nacht-Rhythmus.**

Ursachen:

- **dementielle Erkrankungen**, z.B. Demenz vom Alzheimer-Typ (Kap. 4.1)
- chronische und diffuse Hirnschädigung, z.B. durch Alkoholismus

Differentialdiagnose

- **„Pseudodemenz"** bei schweren Depressionen mit massiver Antriebsschwäche und **subjektivem** Verlust der kognitiven Fähigkeiten (Kap. 4.4)
- Schizophrenie bei chronischem Krankheitsverlauf (sogenannte Negativ-Symptomatik mit z.B. Apathie, Antriebsmangel) (Kap. 4.3)

2.1.5 Depressives Syndrom

Definition
Klinik: depressive Stimmung • Antriebsstörung • Interessenverlust • vegetative Symptomatik
Einteilung: gehemmt-depressives Syndrom • melancholisches Syndrom • psychotisch-depressives Syndrom • larviert-depressives Syndrom • agitiert-depressives Syndrom
Ursachen: affektive Störungen • schwere Belastung • Angst-/Zwangsstörungen
DD: organische Störungen • Suchtkrankheiten • Schizophrenie

Definition

Syndrom mit gedrückter Stimmung, Denkhemmung, Antriebsstörung und Lustlosigkeit.

Klinik

- depressive Stimmung
- Antriebsstörung (Antriebsminderung bis -verlust)
- Interessen- und Lustlosigkeit
- vegetative Symptome, z.B.
  - Schlafstörungen
  - Appetitstörungen
  - somatische Schmerzen
  - Vitalstörungen

Einteilung

gehemmt-depressives Syndrom

Syn.:apathisch-depressives Syndrom

mit den unter **Klinik** genannten Symptomen

melancholisches Syndrom

Syn.: endogen-depressives Syndrom

- ausgeprägte Antriebshemmung
- Tagesschwankungen mit **Morgentief**
- Durchschlafstörungen mit nächtlichem Grübeln
- **Früherwachen**
- Appetitmangel
- **Vitalstörungen**

psychotisch-depressives Syndrom

Syn.: wahnhaft-depressives Syndrom

melancholisches Syndrom mit Schuld-, Verarmungswahn, nihilistischem Wahn und/oder hypochondrischen Wahn

somatisch-depressives Syndrom

- Auftreten von körperlichen Beschwerden
- psychische Symptome eher im Hintergrund

larviert-depressives Syndrom

- Vorherrschen von **körperlichen Beschwerden**
- depressive Stimmung deutlich im Hintergrund
- erschwerte Krankheitseinsicht beim Patienten

agitiert-depressives Syndrom

- ängtlich-depressiver Affekt
- psychomotorische **Unruhe** bis zur starken Erregung

Ursachen

- **affektive Störungen**, v.a. Depressionen (Kap. 4.4)
- Reaktionen auf schwere Belastungen (Kap. 4.5)
- Angst- und Zwangsstörungen (Kap. 4.6, 4.7)
- bei beginnender Schizophrenie oder nach abgeklungener psychotischer Phase (Kap. 4.3)

Differentialdiagnose

- organische Störungen (Kap. 4.1)
- Suchtkrankheiten (Kap. 4.2)

! MERKE

Depressive Syndrome sind die häufigsten psychopathologischen Syndrome; sie treten oft in Kombination mit anderen Syndromen auf!

2.1.6 Manisches Syndrom

Definition

Klinik: euphorisch-dysphorische Stimmung • Größenideen • Schlafbedürfnis ↓ • Ideenflucht • Logorrhoe • soziale Umtriebigkeit

Ursachen: Manie • bipolar-affektive Störung • Schizophrenie

DD: organische Störungen • Drogenkonsum

Definition

Syndrom mit heiterer Stimmung, Antriebssteigerung und meist Problemen im sozialen Umfeld.

Klinik

- **euphorische** bis dysphorisch-**gereizte Stimmung**
- **Selbstwertgefühl** gehoben
- Größenideen bis Größenwahn
- **reduziertes Schlafbedürfnis**
- formaler Gedankengang beschleunigt mit **Ideenflucht**
- gesteigerter Antrieb mit **Logorrhoe**
- soziale Auffälligkeiten:
  - vermehrte Geldausgaben (Kaufrausch)
  - Distanzlosigkeit im Kontakt
  - sexuelle Enthemmung
  - Aggressivität

Ursachen

- **Manie** (Kap. 4.4)
- bipolar-affektive Störung (Kap. 4.4)
- Schizophrenie

Differentialdiagnose

- organische Störungen (z.B. Morbus Pick mit typischer Frontalhirnsymptomatik, Crashkurs Neurologie)
- Drogenkonsum

! MERKE

Häufig vorkommende menschliche Erschöpfungsreaktion nach Belastung, z.B. Zustand nach dem bestandenen dritten Staatsexamen. Jedoch dann meist in schwächerer Ausprägung, d.h als hypomanisches Syndrom!

2.1.7 Paranoid-halluzinatorisches Syndrom

Definition
Klinik: Wahn • Halluzinationen • Ich-Störungen • formale Denkstörungen
Ursachen: Schizophrenie • affektive Erkrankungen •
DD: Drogenkonsum • Delir • organische Störungen

Definition

Syndrom mit inhaltlichen und formalen Denkstörungen, Ängsten, psychischer Erregung und Halluzinationen.

Klinik

typische Symptome

- Wahnstimmung, Wahngedanken, Wahnwahrnehmung
- Halluzinationen zu allen Sinnesqualitäten
- Störungen des Ich-Erlebens
- formale Denkstörungen, z.B. Gedankenabreißen, Denkzerfahrenheit

zusätzliche Symptome

- **affektive Beteiligung**: ängstlich, depressiv bis hochgestimmt
- Antrieb gebremst bis gesteigert
- **Verhaltensauffälligkeiten**: situationsinadäquat, manieriert-bizarr

Ursachen

- Schizophrenie (Kap. 4.3)
- seltener bei affektiven Störungen

Differentialdiagnose

- Suchtmittelkonsum
- Organische Störungen

2.1.8 Katatones Syndrom

Definition
Klinik: Stupor • Katalepsie • Flexibilitas cerea • Automatismen
Ursache: katatone Schizophrenie • DD: depressive Störungen • Drogenkonsum • organische Störungen • Koma

Definition

Syndrom bestehend aus Antriebshemmung bis- verlust und Automatismen.

Klinik

- **Stupor**, bzw. rascher Wechsel von Erregung in Stupor
- **Katalepsie**, z.T. stundenlanges Verharren in einer Position
- **Flexibilitas cerea** (wächserne Biegsamkeit)
- **Automatismen**
  - Echolalie
  - Echopraxie
  - Negativismus
  - Bewegung- oder Haltungsstereotypien

Ursache

- **katatone Schizophrenie** (Kap. 4.3)

Differentialdiagnose
- affektive Störungen, v.a. depressive Störungen
- Drogenintoxikation
- organische Störungen, z.B. SHT

2.1.9 Angstsyndrom

Definition
Klinik: ängstliche Stimmung • Phobie • Panikattacke
Ursachen Angststörungen
DD: depressive Störung, Drogenentzug • organische Störung • Zwangserkrankung • Schizophrenie

Definition Syndrom mit Angsterleben sowie psychischer und körperlicher Erregung.

Klinik

typische Symptome
- ängstliche Grundstimmung, d.h. ungerichtete Ängste
- Phobien, d.h. gerichtete Ängste
- Panikattacken

zusätzliche Symptome
- depressive Stimmung
- innere Unruhe
- Antriebssteigerung

2

Ursachen Angsterkrankungen (Kap. 4.6)

Differentialdiagnose
- depressive Störung
- organische Störungen
- Zwangsstörungen
- Schizophrenie, dann meist paranoide Angstinhalte
- Entzugssymptome bei Drogensucht

KLINIK
Benzodiazepinentzug: massive Ängste durch Fehlen der medikamentösen Anxiolyse → langsames Ausschleichen der Medikation notwendig

2.1.10 Zwangssyndrom

Definition
Klinik: typische Zwangssymptome • Depressivität • Ängste
Ursache: Zwangserkrankung
DD: andere psychische Krankheiten

Klinik

typische Symptome
- Zwangsgedanken
- Zwangsimpulse
- Zwangshandlungen

zusätzliche Symptome
- depressive Stimmung
- Ängste, Phobien (z.B. vor Bakterien bei Waschzwang)
- Wahnideen bis Wahngedanken

Ursache

Zwangstörung (Kap. 4.7)

Differentialdiagnose

- depressive Störung
- Angststörung
- Schizophrenie
- organische Störung

2.1.11 Konversionssyndrom

Definition
Klinik: motorische/sensible/sensorische Störungen • histrionische Persönlichkeitszüge
Ursachen: dissoziative Störungen • histrionische Persönlichkeitsstörung
DD: depressive Störung

Definition

Syndrom mit vielfältigem klinischem Bild somatischer Störungen auf dem Boden einer psychischen Belastung.

Klinik
typische Symptome

- **motorische Störungen**
  - Monoplegien
  - Hemiplegien
  - Tremor
  - Krämpfe
  - Stummheit
- **sensible Störungen**
  - Schmerzen
  - Taubheit
  - Dysästhesien
- **sensorische Störungen**
  - Blindheit
  - Hörverlust

! MERKE
Sämtliche Ausfälle oder Funktionsstörungen bestehen ohne morphologisch-organisches Korrelat!

zusätzliche Symptome

- depressive Stimmung
- Ängstlichkeit
- histrionische Persönlichkeitszüge bis zur histrionischen Persönlichkeitsstörung

Ursachen

- dissoziative Störungen (Kap. 4.8)
- histrionische Persönlichkeitsstörung (Kap. 4.13)

Differentialdiagnose

- depressive Störung
- Schizophrenie
- Minderbegabung (Kap. 4.14)

2.1.12 Süchtiges Syndrom

Definition
Klinik: Drogen- oder Medikamentenkonsum • exzessive betriebenen Aktivitäten
Ursachen: primäre Suchtkrankheiten • Essstörungen • Störungen der Impulskontrolle
DD: depressive Störungen • ADHS des Erwachsenen • organische Störungen

Definition

Syndrom mit psychischer und/oder körperlicher Abhängigkeit von einer Substanz oder Tätigkeit.

Klinik

typische Symptome

- Drogen- oder Medikamentenkonsum in sozial unvertraglicher und gesundheitsschädigender Weise
- exzessives Essverhalten (z.B. Fresssucht, Magersucht)
- Glücksspielsucht oder andere exzessive betriebenen Aktivitäten

zusätzliche Symptome

- depressive Stimmung
- Ängstlichkeit
- manische Symptome im Rauschzustand
- Störung des Ich-Erlebens

Ursachen

- primäre Suchtkrankheiten (z.B. Alkoholabhängigkeit)
- Essstörungen (z.B. Anorexia nervosa) (Kap. 4.10)
- Störungen der Impulskontrolle (z.B. Spielsucht)

Differentialdiagnose

- depressive Störung → Suchtmittelkonsum als Konfliktlöser
- ADHS des Erwachsenenalters
- organische Störungen

2.1.13 Suizidales Syndrom

Definition
Klinik: Suizidgedanken • Suizidpläne • Ängste
Ursachen: Depression • Belastungsstörung • Suchterkrankung
DD: unspezifisches Syndrom

Definition

Syndrom mit im Vordergrund stehenden Selbsttötungsgedanken – oder absichten.

Klinik

typische Symptome

- Suizidgedanken
- Suizidpläne
- Suizidversuche

zusätzliche Symptome

- depressive Stimmung
- Ängste

Ursachen

- depressive Störung
- erlebnisreaktive Störungen mit kurzzeitigen suizidalen Phasen
- Suchterkrankungen, v.a. bei sog. Horror-Trips
- Persönlichkeitsstörung
- schizophrene Erkrankungen

! MERKE

Suizide/Suizidversuche treten oft bei schizophrenen Patienten auf, die sich in einem akuten paranoiden Schub der Psychose befinden und keine Chance auf Hilfe sehen.

Differentialdiagnose

unspezifisches Syndrom, kann bei allen oben genannten Syndromen auftreten

KLINIK

„Borderline-Patienten“: chronisch vorhandene **Todessehnsucht** (Suizidalität) mit selbstverletzenden Tendenzen, meist schwer zu therapieren.

KAPITEL

3 Therapie psychischer Erkrankungen

Die Behandlung psychiatrischer Erkrankungen hat aufgrund der Komplexität der pathogenetischen Faktoren einen mehrdimensionalen Ansatz, bestehend aus somatischen (pharmakologischen und nicht-pharmakologischen), psychotherapeutischen, psychoedukativen und soziotherapeutischen Behandlungsaspekten.

3.1 Somatische Therapieverfahren

3.1.1 Psychopharmakotherapie

Antidepressiva (AD) • Phasenprophylaktika („mood stabilizer") • Antipsychotika („Neuroleptika") • Anxiolytika und Hypnotika („Sedativa") • Antidementiva • andere Psychopharmaka

Definition

Psychopharmaka sind Substanzen, die einen psychotropen Effekt auf das zentrale Nervensystem ausüben, und die zur Behandlung psychiatrischer Erkrankungen eingesetzt werden.

Gruppen

- Antidepressiva
- Stimmungsstabilisierer („mood stabilizer")
- Antipsychotika („Neuroleptika")
- Anxiolytika und Hypnotika
- Antidementiva
- andere

Antidepressiva (AD)

Definition
Indikation: Depressionen • Angststörungen • Zwangsstörungen • Schlafstörungen
Klassifikation: nach chemischer Struktur • nach primärem Angriffspunkt im ZNS
Wirkmechanismen: Monoamin-Wiederaufnahmehemmung • Veränderungen der Rezeptoren, der second-messenger Systeme und der Genexpression
Pharmakokinetik: Stoffwechsel über Cytochrom P-450-Enzymsystem
Nebenwirkungen: vegetativ • endokrin • laborchemisch

Definition

AD sind Stimmungsaufheller, die unterschiedlich bezüglich der Antriebslage (antriebssteigernd–psychomotorisch dämpfend z.B. Kienholz-Schema) wirken. Es entsteht keine körperliche Abhängigkeit, keine Toleranzentwicklung.

Indikation:

- Depressionen (Kap. 4.4.2)
- Angsterkrankungen (Kap. 4.6)
- Zwangsstörungen (Kap. 4.7)
- psychoreaktiven Störungen (z.B. PTBS) (Kap. 4.5.2)
- Schlafstörungen (Kap. 4.11)
- chronischen Schmerzzuständen

Klassifikation

Einteilung der AD nach chemischer Struktur (alt)

- **trizyklische Antidepressiva (TZA):** Imipramin, Desipramin, Amitryptilin, Doxepin, Nortryptilin, Trimipramin
- **tetrazyklische Antidepressiva (TetraZA):** Maprotilin, Mianserin, Mirtazepin
- **chemisch neuartige Antidepressiva:** Reboxetin, Venlafaxin, Duloxetin, Bupropion, verschiedene selektive 5-HT-Rückaufnahmeinhibitoren (SSRI)

Einteilung der AD nach dem primären Angriffspunkt im ZNS (neu)

- **überwiegend/selektive 5-HT-Rückaufnahmeinhibitoren:** Clomipramin (TZA), Citalopram, Escitalopram, Fluoxetin, Fluvoxamin, Paroxetin, Sertralin (SSRI)
- **überwiegend/selektive Noradrenalin (NA)-Rückaufnahmeinhibitoren:** Nortryptilin, Desipramin (TZA), Reboxetin (SNRI), Maprotilin (TetraZA), Mianserin mit zusätzlich Histamin-1-, 5-HT$_2$- und $\alpha_{1/2}$-antagonischtischen Effekten
- **kombinierte 5-HT- und NA-Rückaufnahmeinhibitoren:** Amitryptilin, Amitryptylinoxid, Doxepin, Imipramin, Dibenzepin (TZA), Venlafaxin, Duloxetin (SSNRI)
- **Monoaminooxidase(MAO)-Hemmer:** Moclobemid (reversibler MAO-Hemmer der MAO-A), Tranylcypromin (irreversibler nicht selektiver MAO-Hemmer [5-HT und NA über MAO-A, Dopamin(DA) über die MAO-B])
- **überwiegend/selektive Dopamin(DA)-Rückaufnahmeinhibitoren:** Bupropion
- **andere Wirkmechanismen:**
  - Trimipramin: antagonistische Eigenschaften an Histamin-, ACH-, Serotonin-Dopamin- und Noradrenalinrezeptoren; keine Monoaminrückaufnahmeinhibition
  - Mirtazapin: Verstärkung der serotonergen und noradrenergen Neurotransmission, bei weitgehendem Fehlen der Monoaminrückaufnahmeinhibition.
  - Hypericum-Präparate (Johanniskraut): schwache, aber etwa gleich stark ausgeprägte Rückaufnahmeinhibition von 5-HT, NA, und DA, sowie MAO-Hemmung

! MERKE

Bislang gibt es keinen eindeutigen Nachweis einer Überlegenheit einer Substanz/Substanzklasse bei allen Indikationen, aber Hinweis für differentielle Wirksamkeit bei besonderen Symptomkonstellationen.

Wirkmechanismen

Neben der kurzfristigen Wiederaufnahmehemmung von Monoaminen (NA und 5-HT) kommt es zu längerfristigen Veränderungen auf der Ebene der prä- und postsynaptischen Rezeptoren, der second-messenger-Systeme und letztlich der Genexpression.

Pharmakokinetik

- Aufnahme: meist oral, einzelne Substanzen liegen auch als parenterale Darreichungsform vor
- starker first-pass-effect in der Leber → eingeschränkte Bioverfügbarkeit

- maximale Plasmaspiegel: 1–6 h. nach Einnahme
- HWZ: 10–40 h
- steady-state: frühestens nach 5 Tagen

Verstoffwechselung in der Leber über das Cytochrom-P-450-Enzymsystem:
- **„ultra-rapid metabolizer":** Medikamente werden so schnell abgebaut, dass sich kaum ein Medikamentenspiegel aufbauen kann
- **„poor metabolizer":** Medikamente werden so langsam abgebaut, dass bereits bei kleinen Dosierungen Nebenwirkungen auftreten können
- **„extensive metabolizer":** normale Verstoffwechselung

! MERKE

Durch Interaktionen verschiedener Medikamente auf Ebene des Cytochrom P-450-Enzymsystems kann es zur massiven Beschleunigung/Hemmung des Medikamentenabbaus kommen, woraus mitunter lebensbedrohliche Zustände beim Patienten entstehen können.

Nebenwirkungen

Nebenwirkungen entstehen auf dem Boden der Beeinflussung der verschiedenen Transmittersysteme und treten meist zu Beginn einer Behandlung, deutlich vor dem Einsetzen der eigentlichen Wirkung der AD auf. Typischerweise bilden sie sich im Verlauf dann wieder zurück. In manchen Fällen muss aufgrund der Nebenwir-

Tab 3.1 Rezeptor- und Transporterbindung ausgewählter Antidepressiva

Substanz	Rezeptoren								
	5-HT2	mACh	H1	DA	α^1	α^2	NA-Transporter	5-HT-Transporter	MonoAminoOxidase
Amitriptylin	++	+++	+++	-	+++	-	++	++	-
Citalopram/ Escitalopram/ Fluoxetin/ Paroxetin/ Sertralin	-	-	-	-	-	-	-	+++	-
Clomipramin	+	++	+	+	++	-	++	+++	-
Desipramin	+	+	-	-	+	-	+++	-	-
Doxepin	++	++	+++	-	+++	-	++	+	-
Duloxetin	-	-	-	-	-	-	+++	+++	-
Mianserin	++	-	+++	-	++	++	++	-	-
Mirtazapin	++	-	+++	-	+	++	-	-	-
Moclobemid	-	-	-	-	-	-	-	-	++
Reboxetin	-	-	-	-	-	-	+++	-	-
Tranylcypromin	-	-	-	-	-	-	+	-	+++
Trimipramin	+	++	+++	+	+++	-	-	-	-
Venlafaxin	-	-	-	-	-	-	++	+++	-

(-: nicht wirksam; +: leicht wirksam; ++: wirksam; +++: stark wirksam)

kungen die Medikation gewechselt, vereinzelt sogar ganz auf Medikamente verzichtet werden.

Die Art der Nebenwirkungen lässt sich von der entsprechenden Rezeptorblockade ableiten:

- Histamin (H1)Rezeptoren: Sedierung
- Cholinerge (mACh) Rezeptoren: Mundtrockenheit, Schwitzen, Sinustachykardie, Obstipation, Miktionsbeschwerden, Sehstörungen
- adrenerge (α^1, α^2) Rezeptoren: Hypotension, Orthostase, reflektorische Tachykardie

Tab. 3.2 Nebenwirkungen von Antidepressiva

Nebenwirkungen	Symptome
NW, die durch langsame Dosissteigerungen/ zwischenzeitliche Dosisreduktionen reduziert werden, ggf. Gabe symptomatischer Medikation (z. B. Prostigmin bei Harnverhalt; Zolpidem/Zopiclon bei Schlafstörungen, β-Blocker bei Tachykardien, etc.)	
vegetative NW (häufig!)	• RR↓ (selten RR↑) • Tachy-/Bradykardie • Mundtrockenheit • Obstipation (→paralytischer Ileus) • feinschlägiger Tremor • Müdigkeit/Schlafstörungen • Hypothermie/Fieber • Schwitzen • Anhidrosis • Polyurie • Miktionsstörungen (→kompletter Harnverhalt) • Akkomodationsstörungen • Miosis/Mydriasis (Cave: bekanntes Engwinkelglaukom) • Übelkeit, Erbrechen • Herzpalpitationen • stenokardische Beschwerden Kopfschmerzen • Schwindel, Unruhe, Sedierung
endokrine NW	• Gewichtszunahme • Libidostörungen • verminderte Erektionsfähigkeit • Ejakulationsstörungen/Anorgasmie (selten) • Syndrom der inadäquaten ADH Sekretion (SIADH) und Hyponatriämie v. a. bei serotonergen AD
laborchemische NW	• Transaminase↑ • alkalischen Phosphatase↑ (meist zwischen der 2.–4. Behandlungswoche, in der Regel passager, bei exzessiver Erhöhung ggf. mit Ikterus → AD absetzen/wechseln)
NW die zur Umstellung zwingen	
	• EKG-Veränderungen unter TZA, Maprotilin: Überleitungsstörungen mit AV-Block, Schenkelblockbilder, QTc-Zeit-Verlängerung • rigorartige Muskeltonuserhöhung und Akathisie (SSRI) • zerebrale Krampfanfälle (TZA, Bupropion) • delirante Syndrome (anticholinerges Syndrom unter TZA, serotonerges Syndrom unter SSRI) • Suizidalität • Agitiertheit (SSRI, MAO-Hemmer, SSNRI) • allergische Reaktionen

Tab. 3.3 Empfehlungen für Routineuntersuchungen unter Antidepressiva-Behandlung

	vor der Behandlung	4 Wochen	8 Wochen	12 Wochen	16 Wochen	20 Wochen	24 Wochen	Quartal	Halbjährlich
TZA									
Labor:									
Blutbild	+	++	++	++	++	+	+	+	
Kreatinin	+	+		+			+		+
Leberwerte	+	+	+	+			+	+	
Vitalzeichen (RR[1]+Herzfr.)	+	+	+	+			+	+	
EKG	+	+					+		+
EEG	+	+							
sonstige Antidepressiva									
Labor:									
Blutbild	+	+					+		+[3]
Kreatinin	+	+					+		+[3]
Leberwerte	+	+					+		+[3]
EKG[2]	+	+							
Vitalzeichen (RR[1]+Herzfr.)	+			+			+	+	

+ = Anzahl der Kontrollen;
1 bei dualen AD in höheren Dosierungen: häufigere Kontrollen;
2 bei Pat. mit Herz-Kreislauf-Krankheiten;
3 bei stabilen Verläufen: jährliche Kontrollen ausreichend. Bei Mianserin (Tolvin®)sind wöchentliche Blutbild-Kontrolle empfohlen.

- serotonerge Rezeptoren 5-HT2: Gewichtszunahme, Anxiolyse, Sedierung,
- serotonerge Rezeptoren 5-HT3: Übelkeit, Erbrechen

Zum frühzeitigen Erkennen von Nebenwirkungen werden Routineuntersuchungen empfohlen.

Phasenprophylaktika ("mood stabilizer")

Definition
Indikation: Phasenprophylaxe bipolar und unipolar affektiver Störungen • akute Behandlung der Manie • Behandlung/Prophylaxe der schizoaffektiven Störungen • Augmentation in der Depressionsbehandlung
Wirkmechanismen: weitgehend unbekannt
Nebenwirkungen: komplexes Nebenwirkungsbild

Definition

„Mood stabilizer"/Phasenprophylaktika verhindern das Wiederauftreten von Erkrankungsphasen bipolarer affektiver Störungen/schizoaffektiver Erkrankungsschübe und reduzieren Stimmungsschwankungen.

Substanzen

Lithium, Valproinsäure, Carbamazepin, Lamotrigin

Lithium (Li), (z.B. Quilonum®, Hypnorex®)

Indikation

- Phasenprophylaxe bipolar und unipolar depressiv verlaufender affektiver Störungen (Kap. 4.4.2, Kap. 4.4.3)
- Behandlung der akuten Manie (Wirkung beginnt bereits nach ca. 1 Woche) (Kap. 4.4.1)
- Behandlung/Prophylaxe schizoaffektiver Störungen (Kap. 4.3.5)
- Augmentation in der Depressionsbehandlung, wenn AD alleine in der Wirkung nicht ausreichen (Kap. 4.4.2)

Pharmakokinetik

- Resorption aus dem Magen-Darm Trakt nach oraler Aufnahme
- max. Serumspiegel: nach bis zu 3 h
- **wird nicht metabolisiert** → unverändert über die Nieren ausgeschieden
- Li-Clearance: etwa 20% der Kreatinin-Clearance → individuelle Serumspiegeleinstellung abhängig von der Nierenfunktion
- steady-state: frühestens nach 5 Tagen
- geringe therapeutische Breite

Wirkungsmechanismus

ungeklärt

KLINIK
Es wird diskutiert, dass über eine Beeinflussung von hormon- und neurotransmitterabhängigen Adenylatzyklasen, G-Proteinen und der Proteinkinase C ein regulierender Einfluss auf die Funktion verschiedener Neurotransmitter (Serotonin, Noradrenalin, GABA; Acetylcholin, Dopamin) entsteht.

Nebenwirkungen

- feinschlägiger Tremor
- Polyurie/Polydipsie (initial)
- Übelkeit/Erbrechen/Diarrhoe (initial)

- Müdigkeit/Schwächegefühl (initial)
- Ödemneigung (längerfristig)
- Strumabildung (längerfristig)
- Gewichtszunahme (längerfristig)
- ggl. Gedächtnisstörungen

Kontraindikationen

- schwere Nierenfunktionsstörungen
- Morbus Addison
- schwere Herz- und Kreislauferkrankungen
- Störungen des Na-Haushalts mit NaCl-armer Diät
- Psoriasis
- Gravidität im 1. Trimenon, Stillzeit

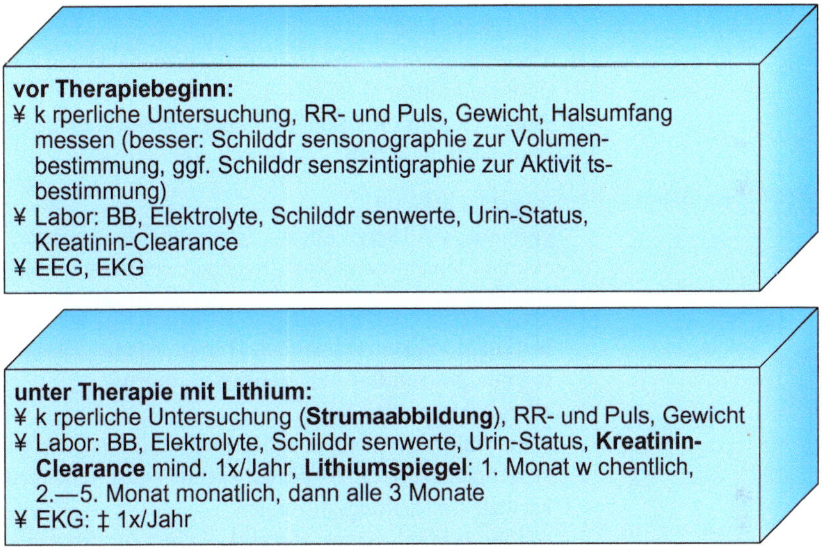

Abb 3.1 Kontrolluntersuchungen bei der Behandlung mit Lithium

Therapiemanagement

- Latenz der phasenprophylaktischen trotz gut eingestellten Serumspiegels: Latenz bis zu 6 Monate → vorsichtige Entscheidung über Response/non-Response
- phasenprophylaktischen Behandlung: Serumspiegel 0,6–0,8 mmol/l
- antimanische Behandlung: Serumspiegel ca. 1,0 mmol/l
- Serumspiegel > 1,6 mmol/l: starke NW → toxischen Reaktionen
- Serumspiegel ≥ 3,0 mmol/l: vitale Gefährdung, Cave: Suizidalität!

! MERKE

Grundsätzlich senkt die Behandlung mit Lithium die Suizidgefahr deutlich!

Lithiumintoxikation
Serumspiegel ≥1,6 mmol/l

- initial: Schläfrigkeit, Schwindel, verwaschene Sprache, Ataxie, Erbrechen, Durchfall, grobschlägiger Tremor der Hände
- im Verlauf: Rigor, Reflexsteigerungen, Krampfanfälle, Bewusstlosigkeit → Tod

- mögliche Ursachen:
- Suizidversuch durch Überdosierung !!!
- NaCl-arme Diät (→ verminderte Lithiumausscheidung)
- verringerte Flüssigkeitszufuhr
- Diurese ↑ / Flüssigkeitsverlust ↑ (Fieber)
- Niereninsuffizienz

Behandlung:
kein Antidot bekannt → Absetzen der Lithiumgabe (immer ausschleichend!), intensivmedizinische Versorgung, forcierte Diurese, Dialyse

Carbamazepin (CBZ), (z. B. Tegretal®, Timonil®)

Indikation

- Akutbehandlung der Manie und schizomanischer Erkrankungsphasen (Kap 4.4.1, Kap. 4.3.5)
- Phasenprophylaxe bipolarer und schizoaffektiver Störungen, (v. a. bei Non-Response auf Lithium) (Kap. 4.4.3, Kap. 4.3.5)
- Anfallschutz im Alkohol- und Benzodiazepinentzug (Kap. 4.2.1, Kap. 4.2.3)
- neurologisch: (Crashkurs Neurologie)

Wirkungsmechanismus

nicht genau bekannt

vermutet: GABAerge Effekte, Hemmung des Umsatzes und der Freisetzung von Glutamat, Dopamin und Noradrenalin, Hemmung der Adenylatzyklase und des Inositolstoffwechsels → Abschwächung der damit verbundenen Transmitterwirkungen

Nebenwirkungen

- **initial:** Müdigkeit, Schwindel, Tremor, Ataxie, Sehstörungen, Doppelbilder, Nystagmus, gastrointestinale Nebenwirkungen
- allergische Exantheme
- Transaminasen ↑, Hyponatriämie, Blutbildveränderung (ca. 10% reversible Leukozytopenien, in ca. 2% persistierend → absetzen, Thrombozytopenien in 2 %)
- kardiale Überleitungsstörungen
- **selten:** Agranulozytose, Hepatitis, Leberzellnekrosen

Wechselwirkungen

multiple Interaktionen mit fast allen anderen Psychopharmaka bis hin zu deren Wirkungsverlust, durch Enzyminduktion im Cytochrom-P450 Enzymsystem.

KLINIK
Oxcarbazepin hat diese Interaktionen nicht, ansonsten in Wirkung und Nebenwirkungen weitgehend gleich.

Kontraindikationen

Herzrhythmusstörungen (v.a. AV-Block), schwere Leberfunktionsstörungen, Leukopenie

CBZ hat teratogene Wirkung.

! MERKE
Keine Kombination von CBZ mit anderen myelodepressiven Medikamenten!

Therapiemanagement

- einschleichend dosieren (aufgrund der Nebenwirkungen)
- 400–1600 mg/d (möglichst Retardform) zum Erreichen des therapeutischen Serumspiegels zwischen 6–8 (12) µg/ml

- monatliche, zu Beginn der Behandlung wöchentliche Blutbild- und Leberwertkontrollen und EKG-Untersuchungen

Valproinsäure (VPT), (z.B. Ergenyl®, Orfiril®)

Indikation

- Akutbehandlung der Manie (Kap. 4.4.1)
- Phasenprohylaxe der bipolaren affektiven Störungen (Kap. 4.4.3)
- neurologisch: (Crashkurs Neurologie)

Wirkungsmechanismus

nicht genau bekannt, ähnliche Mechanismen wie bei Carbamazepin werden diskutiert

Nebenwirkungen

- Hyperammonämie, Thrombozytopenie, Leukopenie
- gastrointestinale Nebenwirkungen (initial)
- Tremor und Ataxie, Sedierung (initial)
- Gewichtszunahme, Appetitsteigerung
- Haarausfall (passager)
- Transaminasen ↑ /Hepatotoxizität (v. a. bei Kindern und Jugendlichen)
- sehr selten: Pankreatitis, Enzephalopathie

Kontraindikationen

Leber- und Pankreasfunktionsstörungen, Porphyrie, Knochenmarksstörungen, Gerinnungsstörungen, Niereninsuffizienz Lupus erythematodes

VPT hat teratogene Effekte.

Therapiemanagement

- regelmäßige Blutbild-, Leberwert- und Gerinnungsparameterkontrollen
- Cave: Pankreatitis

Lamotrigin (LTG), (z. B. Lamictal®, Elmendos®)

Indikation

- Rezidivprophylaxe von Depression im Rahmen bipolarer affektiver Störungen (v. a. bei Depressionen im Wechsel mit Hypomanie/n) (Kap. 4.4.3)
- neurologisch (Crashkurs Neurologie)

Wirkungsmechanismus

nicht genau bekannt, ähnliche Mechanismen wie bei Carbamazepin werden diskutiert

Nebenwirkungen

- makulopapulöse Hautausschläge (2–10%)
- Transaminasen ↑, Blutbildveränderungen
- gastrointestinale Beschwerden
- Schwindel, Müdigkeit, Kopfschmerzen, Tremor, Ataxie

Kontraindikationen

Nierenfunktionsstörungen, Hauterkrankungen

Therapiemanagement

- Lamotrigin: **sehr** langsam aufdosieren aufgrund der Hautreaktionen
- Erhaltungsdosis: 200mg/d

Tab 3.4 Übersicht: Phasenprophylaktika und ihre Indikationsgebiete

Indikationsbereich	Substanzen, Präferenzen
euphorische Manie	**Li** /CBZ/VPT (mAP)
psychotische Manie	**VPT**/Li/CBZ
Mischzustände	**VPT**/Li/CBZ
„Rapid Cycling"	**VPT**/Li/CBZ
bipolare Depression	**Li/LTG**/CBZ/VPT **(+AD)**
monopolare Depression	Li

Antipsychotika („Neuroleptika")

Definition
Indikation: Schizophrenie • wahnhafte Depression • wahnhafte Störung • akute Manie • akute Erregungszustände unterschiedlicher Genese
Klassifikation: klassische und moderne Antipsychotika
Wirkmechanismus: Dopaminantagonismus
Nebenwirkungen: Frühdyskinesien • Parkinsonoid • Akathisie • Spätdyskinesien • malignes neuroleptisches Syndrom

3

Definition

Medikamente, die eine Reduktion psychotischer Sinnestäuschungen, Wahnsymptome, Ich-Störungen, aggressives Verhaltens und psychomotorischer Unruhe bewirken, unabhängig davon, ob es extrapyramidal-motorisch wirksam ist, oder nicht.

Indikation

- Akutbehandlung/Rezidivprophylaxe der Schizophrenie (Kap. 4.3.1)
- Behandlung „wahnhafter Depressionen" (Kap. 4.4.2)
- Behandlung wahnhafter Störungen) (Kap. 4.3.3)
- Behandlung der akuten Manie (Kap. 4.4.1)
- Behandlung akuter Erregungszustände, oder psychotischer Symptomatik unterschiedlicher Genese (Delir, Demenz, Drogenintoxikation) (Kap. 5.3)
- Behandlung von Erbrechen und Neuroleptanalgesie

Klassifikation

Historisch werden klassische (typische) und moderne (atypische) Antipsychotika unterschieden.

Die wichtigsten Vertreter klassischer Antipsychotika:
- Promethazin: z.B. Atosil®
- Chlorprothixen, z.B. Truxal®
- Levomepromazin, z.B. Neurocil®
- Melperon, z.B. Eunerpan®
- Pipamperon, z.B. Dipiperon®
- Perazin, z.B. Taxilan®
- Fluspirilen, z.B. Imap® (nur als Depot)
- Pimozid, z.B. Orap®
- Fluphenazin, z.B. Lyogen®, Dapotum® (auch als Depot)
- Flupentixol, z.B. Fluanxol® (auch als Depot)
- Zuclopenthixol, z.B. Ciatyl® (-Z®) (auch als Depot)
- Haloperidol, z.B. Haldol® (auch als Depot)
- Benperidol, z.B. Glianimon®

Die **klassischen Antipsychotika** werden zusätzlich nach der chemischen Struktur und der neuroleptischen Potenz eingeteilt.

Tab. 3.5 Einteilung der klassischen Antipsychiotika nach ihrer chemischen Struktur

chemische Struktur	Substanzen
trizyklische AP	Phenothiazinderivate: Fluphenazin, Perphenazin, Perazin, Levomepromazin Thioxanthenderivate: Flupenthixol, Chlorprothixen
Butyrophenonderivate	Haloperidol, Benperidol
Diphenylbutylpiperidine	Pimozid, Fluspirilen

KLINIK

neuroleptische Potenz: orientiert sich an der Wirkungsintensität des ersten Antipsychotikums Chlorpromazin (1952 erstmals beschrieben), dem per definitionem die neuroleptische Potenz 1 übertragen wurde. Danach unterscheidet man:
- schwach: Potenz<1 (Bsp.: Chlorprothixen, Levomepromazin)
- mittelschwach: >1–10 (Bsp.: Perazin)
- stark: 10–50 (Bsp.: Fluphenazin)
- sehr stark: 50→400 (Bsp.: Haloperidol, Benperidol)

Daraus ergibt sich, dass niedrig potente Antipsychotika hauptsächlich zur Sedierung und Dämpfung von Erregung und Aggressivität, stark und sehr stark potente Antipsychotika zur Behandlung von inhaltlichen Denkstörungen, Wahrnehmungs- und Ich-Störungen eingesetzt werden.

3

moderne (atypische) Antipsychotika

Moderne Antipsychotika zeigen in therapeutisch empfohlenen Dosierungen eine geringere, oder fehlende Auslösung von EPMS, sollen darüber hinaus aber eine im Vergleich bessere Wirksamkeit im Bereich der „Minus“-Symptomatik der Schizophrenie besitzen, bei weiterhin hoher antipsychotischer Potenz zur Behandlung der „Plus“-Symptomen.

Die wichtigsten Vertreter moderner Antipsychotika:
- Clozapin: z.B. Leponex®, Elcrit®
- Zotepin: z.B. Nipolept®
- Risperidon: z.B. Risperdal®
- Olanzapin: z.B. Zyprexa®
- Amisulprid: z.B. Solian®
- Quetiapin: z.B. Seroquel®
- Ziprasidon: z.B. Zeldox®
- Aripiprazol: z.B. Abilify®
- derzeit einziges Depotpräparat: Risperidon: z.B. Risperdal Consta®

Wirkungsmechanismus

- Eingreifen in das dopaminerge System → **Dopaminantagonisten** (bei Aripiprazol wird eine zusätzliche intrinsische D2-agonistische Wirkung beschrieben)
- die antipsychotische Potenz korreliert meist mit der Stärke der Dopamin-D2-Rezeptorblockade (außer z. B. Clozapin)

- Je nach zusätzlicher Rezeptoraffinitäten der einzelnen Präparate, v. a. zum serotonergen System scheint sich eine positive Wirkung auf die „Minus"-Symptomatik der Schizophrenie zu ergeben, gleichzeitig entstehen dadurch aber auch zusätzliche Nebenwirkungen (serotonerge, noradrenerge, histaminerge, cholinerge Rezeptorbindungen).

! MERKE

Bei weitgehend gleich guter antipsychotischer Potenz einer Reihe von klassischen und modernen Antipsychotika, erfolgt die Medikamentenauswahl hauptsächlich aufgrund des jeweiligen Nebenwirkungsprofils, bzw. z.B. nach früherer Wirksamkeit von Substanzen.

KLINIK

Möglicherweise hängt die antipsychotische Wirkung auch von der Interaktion des beeinflussten Dopamin-Systems mit anderen Systemen ab, oder die erzielten Effekte auf die Genexpression der Transmittersysteme sind sogar wichtiger als die primären Auswirkungen auf die dopaminergen Neurone und Rezeptoren.

Pharmakokinetik

- Resorption aus dem Magen-Darm-Trakt nach oraler Aufnahme
- first-pass-effect mit einer großen interindividuellen Variationsbreite
- maximale Plasmaspiegel: nach oraler Gabe zwischen 1 und 6 h
- Eliminationshalbwertszeit: 15–35 h (Benperidol: „stärkstes" Neuroleptikum, 5 h)
- Verstoffwechselung: Cytochrom P450-Enzymsystem (Interaktionen mit anderen Substanzen!)

! MERKE

regelmäßiger Nikotinkonsum kann den Abbau von Olanzapin um das Doppelte beschleunigen!

Nebenwirkungen

Frühdyskinesien • Parkinson-Syndrom • Akathisie • Spätdyskinesien • malignes neuroleptisches Syndrom • andere

häufigste Nebenwirkungen: extrapyramidal-motorischen Symptome

- **Frühdyskinesien**

KLINIK

Frühdyskinesien

- krampfartiges Herausstrecken der Zunge, Blickkrämpfe, Ophistotonus, Hyperkinesien der mimischen Muskulatur, Trismus, torticollisartige, choreatische, athetoide Bewegungen der Muskulatur des Halses und der oberen Extremitäten
- meist zu Beginn oder bei plötzlichen Dosisschwankungen hochpotenter Antipsychotika
- Therapie: Biperiden 2,5–5mg **langsam** i. v., i. m. oder oral (4–8mg/d)

- **Parkinson-Syndrom (Parkinsonoid)**

KLINIK

Parkinsonoid

- Verschlechterung der Feinmotorik, im Verlauf der gesamten motorischen Beweglichkeit und Verlust der Mitbewegungen der Arme bis hin zur Akinesie, Hypo- oder Amimie, Salbengesicht, Hypersalivation, Erhöhung des Muskeltonus (Rigor), kleinschrittiges Gangbild, Ruhetremor der Hände, oder auch der Zungengrundmuskulatur (→Rabbitsyndrom)
- nach 1–2wöchiger Behandlung, nach Reduktion hoher Dosierungen, eher bei klassischen Antipsychotika
- Therapie: langsame Dosisreduktion des auslösenden Medikamentes, ggf. Medikationswechsel, ergänzt durch die Gabe anticholinerg wirksamer Antiparkinsonmedikamenten, letzteres aber meist ohne befriedigendes Ergebnis

- **Akathisie**

KLINIK

Akathisie

- extrem quälend erlebte Unruhe (ständiger Bewegungsdrang)
- Cave: nicht mit Verschlechterung des Grundleidens verwechseln!
- Therapie: Dosisreduktion, Wechsel des Antipsychotikums. Falls nicht möglich, ggf. vorübergehende Gabe eines Sedativums (Benzodiazepine) oder β-Blockers.

- **Spätdyskinesien**

KLINIK

Spätdyskinesien

- verzögert, manchmal erst nach Jahren auftretende hyperkinetische Dauersymptomatik mit abnormen, unwillkürlichen, stereotypen Bewegungen, v. a. im Bereich der Zungen-, Mund- und Gesichtsmuskulatur, teilweise auch der distalen Muskelgruppen der Extremitäten.
- bis zu 5% Spätdyskinesien/Behandlungsjahr, Häufigkeit: ca. 15% der längerfristig (Monate–Jahre) mit meist hochpotenten, klassischen Antipsychotika behandelten Patienten
- Therapie: schwierig. Wenn möglich sehr langsame Reduktion der Antipsychotikadosis, ggf. kombiniert mit Benzodiazepinen (z. B. Clonazepam). Umstellung der Medikation auf Clozapin.
- andere GABAerge Substanzen (VPT, Baclofen), Calciumantagonisten, Vitamin E (1600 IE/d) können helfen.

- **malignes neuroleptisches Syndrom** (Kap. 5.6.2)
- **andere Nebenwirkungen** (v. a. vegetativer Genese):
  - Hypotonie/orthostatische Dysregulation
  - Mundtrockenheit
  - Herzfrequenzzunahme
  - Akkomodationsstörungen (Cave: Glaukom)
  - Miktionsstörungen
  - Hyperprolaktinämie (→ Galaktorhoe, sexuelle Funktionsstörungen, Menstruationsstörungen)
  - EKG-Veränderungen: QTc Zeit-Verlängerungen
  - Senkung der Krampfschwelle

! MERKE

Bei Patienten mit einer schizophrenen Erkrankung, die einer Dauerbehandlung bedürfen ist das Nebenwirkungsmanagement der entscheidende Compliancefaktor!

KLINIK

Unter **Clozapin** (in Einzelfällen auch unter Olanzapin) besteht die Gefahr einer **Agranulozytose.** Clozapin darf heute nur unter strengen Kontrollvorschriften verabreicht werden: **vor Beginn der Behandlung: Leukozyten >3500/µl bei normalem Diff-BB, in den ersten 18 Wochen: wöchentlich (Differential-) Blutbildkontrollen, danach monatlich, bis zu 4 Wochen nach Absetzen, Abbrechen der Clozapintherapie, wenn Leukozyten <3000/µl &/oder neutrophile Granulozyten <1500/µl).**
Bei geringsten Infektionszeichen, kritische Überprüfung der Verabreichung des Medikaments v. a. in den ersten 4 Behandlungsmonaten.
Eine Behandlung mit Clozapin ist nur mit schriftlicher Einverständniserklärung des Patienten/des gesetzlichen Betreuers möglich.

Kontraindikationen

- Gabe anticholinerg wirksamer Antipsychotika: Glaukom, Pylorusstenose, Prostatahyperplasie, Harnverhalt
- trizyklische Antipsychotika: Blutbildvorerkrankungen (v.a. weißes Blutbild)
- Stillzeit: Clozapin

relative Kontraindikation

schwerer Leberschaden, Neigung zu cerebralen Krampfanfällen, kardiovaskuläre Vorerkrankungen, in Schwangerschaft (insbesondere 1. Trimenon) und Stillzeit nur unter sehr strenger Indikation einsetzen.

Anxiolytika und Hypnotika („Sedativa")

Definition

Indikation: Anxiolyse • Schlafinduktion
Klassifikation: Benzodiazepine • non-Benzodiazepin-Hypnotika • andere Anxiolytika • andere Hypnotika
Wirkmechanismus: Verstärkung der hemmenden Funktion GABAerger Neurone • andere Wirkmechanismen
Nebenwirkungen: Sedierung • Muskelrelaxation • Abhängigkeitsentwicklung bei Benzodiazepinen und non-Benzodiazepin-Hypnotika

Definition

Anxiolytika: Substanzen, die angst- und spannungslösende Eigenschaften auf psychischer und vegetativer Ebene zeigen (können grundsätzlich auch hypnotherapeutische Effekte erzielen)

Hypnotika: Pharmaka, die Schlaf induzieren

Klassifikation

- Benzodiazepine
- „non-Benzodiazepin-Hypnotika"
- andere Anxiolytika (β-Blocker, Buspiron, AD)
- andere Hypnotika (Barbiturate, Chloralhydrat, Antihistaminka, Phytotherapeutika)

! MERKE

Unter den Medikamenten mit Missbrauchs- und Abhängigkeitspotential kommt den Anxiolytika und den Hypnotika die größte Bedeutung zu.

Benzodiazepine (BZD)

Wirkung

anxiolytisch, affektiv entspannend, sedierend, hypnotisch, muskelrelaxierend, antikonvulsiv

Indikationen

in der Psychiatrie und Psychotherapie:

- Akutbehandlung von Angst- und Unruhezuständen (Kap. 5.3)
- ergänzende anxiolytische Therapie in der Behandlung hirnorganischer, schizophrener und affektiver Erkrankungen
- Akutbehandlung bei Suizidalität (Kap. 5.2)
- Akutbehandlung des Stupors und Mutismus (Kap. 5.5)
- Kurzzeitbehandlung von Schlafstörungen (Kap. 4.11)

Klassifikation

Tab. 3.6 Einteilung der Benzodiazepine (BZD) nach unterschiedlicher Halbwertszeit (HWZ)

BZD mit ultrakurzer HWZ, ohne pharmakologisch relevante Metabolite	Triazolam (1,5–5h)
BZD mit kurzer bis mittlerer HWZ ohne aktive Metaboliten	Lorazepam (8–24h) Oxazepam (4–15h) Temazepam (5–14h) Lormetazepam (8–14h)
BZD mit kurzer bis mittlerer HWZ mit aktiven Metaboliten	Alprazolam (10–15h) Bromazepam (10–20h) Flunitrazepam (10–30h)
BZD mit langer HWZ und mit langwirksamen aktiven Metaboliten	Diazepam (4→100h) Chlordiazepoxid (4→100h) -je inkl. Metaboliten-HWZ

Wirkmechanismus

Verstärkung der hemmenden Funktion GABAerger Neurone durch Interaktion mit spezifischen BZD-Rezeptoren auf der neuronalen Zellmembran. Durch Bindung an den Rezeptor wird die Bindungsfähigkeit von GABA an GABA A-Rezeptoren erhöht, wodurch es infolge eines vermehrten Chloridioneneinstroms zu einer Hyperpolarisation und damit Mindererregbarkeit der Nervenzellen kommt.

Pharmakokinetik

- Absorption im Magen-Darm-Trakt
- Leber: oxidative Demethylierung/Dealkylierung (Cytochrom-P450-Enzymsystem, Cave: Interaktionen!) und Hydroxylierung und Konjugation mit Glucuronsäure
- Metabolisierung → Entstehung pharmakologisch relevanter Substanzen → Ausscheidung über die Niere

Nebenwirkungen

- Müdigkeit
- Einschränkung der Konzentrationsfähigkeit und Aufmerksamkeit
- Verlangsamung der Reaktionszeit (→ Fahrtauglichkeit klären)
- selten: Mundtrockenheit
- in höheren Dosierungen: Muskelrelaxierung
- bei älteren Menschen: oft paradoxe Reaktion mit Agitiertheit, Erregungszuständen, Schlaflosigkeit und Euphorie
- bei schneller i. v. Applikation: Blutdruckabfall und Atemdepression

3

Kontraindikation

- bekannte BZD-Überempfindlichkeit
- Myasthenia gravis
- akutes Engwinkelglaukom
- akute Alkohol-, Opiat-, Schlafmittel-, oder Psychopharmakaintoxikationen

! MERKE

Antidot bei Überdosierung: Flumazenil (Anexate)
klinische Hauptproblematik: Abhängigkeitsentwicklung

KLINIK

Therapeutische Richtlinien zur Vorbeugung einer Abhängigkeitsentwicklung:

- strenge Indikationsstellung und regelmäßige Überprüfung der Indikation
- Verordnung in der Regel nicht länger als 3–4 Wochen
- Verwendung niedrigstmöglicher Dosierungen
- keine ambulante Benzodiazepinverordnung an abhängigkeitsgefährdete Personen

Non-Benzodiazepin-Hypnotika

Wirkung Reduktion von Ein- und Durchschlafstörungen, mit seltener auftretenden Hang-over-Effekten und geringerer Reboundphänomenrate beim Absetzen.

Indikationen Ein- und Durchschlafstörungen (Kap. 4.11)

Klassifikation

Tab. 3.7 „non-Benzodiazepin-Hypnotika" und ihre HWZ

Substanz (Handelsname)	HWZ
Zaleplon (Sonata®)	1h
Zolpidem (Stilnox®, Bikalm®)	1–3,5h
Zopiclon (Ximovan®)	5h

Wirkmechanismus wie Benzodiazepine, verändern aber weniger die Schlafcharakteristik (keine REM-Suppression)

Nebenwirkungen wie Benzodiazepine, geringere Suchtgefährdung

Kontraindikation wie Benzodiazepine

Andere Anxiolytika

β-Rezeptorenblocker hauptsächlich zur Behandlung von Angstsyndromen eingesetzt, die mit ausgeprägten vegetativen Symptomen v. a. des kardiovaskulären Bereiches einhergehen und dort die somatische Symptomatik behandeln, wodurch die Angstentwicklung reduziert werden kann, Propanolol (Dociton®), z. B. 10–120 mg/d

Buspiron (Bespar®)

zur Behandlung der generalisierten Angststörung Kap. 4.6, bei 14 tägiger Wirklatenz gut anxiolytisch wirksam, ohne zu sedieren oder muskelrelaxierend zu sein.

Antidepressiva

Substanzen mit überwiegender oder selektiver 5-HT-Rückaufnahmeinhibition (Kap. 4.6)

Andere Hypnotika

Barbiturate

früher als Schlafmittel eingesetzt, heute keine Bedeutung in der psychiatrisch-psychotherapeutischen Behandlung.

Heutige Indikationen: Behandlung der Epilepsie (Phenobarbital), Narkoseeinleitung

Chloralhydrat

(Chloraldurat®)

Einschlafmittel, die hypnotische Wirkung (Dosierung: 0,5–2g/d) hält etwa 5 h. an, Wirkungsverlust durch Enzyminduktion bei regelmäßigem Gebrauch, letale Dosierung: 6–10g/d, Gewöhnung (und Sucht) möglich!

Antihistaminika

bei leichten Schlafstörungen (z. B.: Diphenhydramin (Doletan®, Emesan®), Doxylamin (Gittalun®, Sedaplus®), anticholinerge Nebenwirkungen!

Phytotherapeutika

für leichte Schlafstörungen, z. B.: Hopfen und Baldrianpräparate

KLINIK

Schlaf-induzierende Behandlung bei abhängigkeitsgefährdeten Patienten:
- niederpotente Antipsychotika (z. B.: Promethazin, Pipamperon, Melperon)
- sedierende TZA (z. B. Doxepin, Trimipramin)

Antidementiva

Definition
Indikation: leichte kognitive Störungen • Demenzerkrankungen
Klassifikation: Acetylcholinesterase-Hemmer • Glutamatmodulatoren • Nootropika
Wirkmechanismen: Hemmung des Acetylcholinabbaus/Hemmung der Acetylcholinesterase-Aktivität • Reduktion der Überstimulation glutaminerger Neurone • Durchblutungsverbesserung • Radikalfänger
Nebenwirkungen: gastrointestinale • vaskuläre Nebenwirkungen

Definition

heterogene Gruppe von Psychopharmaka, die zur Verbesserung von Gedächtnis, Aufmerksamkeit und Konzentrationsstörungen im Rahmen organischer psychischer Störungen eingesetzt werden

Klassifikation

- Acetylcholinesterase-Hemmer
- Glutamatmodulatoren
- andere Nootropika

Acetylcholinesterase-Hemmer

Indikation

Nachgewiesene Wirkung der drei zur Verfügung stehenden Substanzen Donepezil (Aricept®), Rivastigmin (Exelon®) und Galantamin (Reminyl®) in der Behandlung der leichten bis mittelschweren Alzheimer-Demenz (Kap. 4.1.1).

Wirkmechanismus

Acetylcholinesterase-Inhibitoren hemmen den Acetylcholinabbau → Konzentration des Neurotransmitters ↑ im synaptischen Spalt

- Donepizil, Galantamin: kompetitive Hemmung der Acetylcholinesterase
- Rivastigmin: Reduktion der Aktivität der Acetylcholinesterase durch eine pseudo-irreversible Bindung

Nebenwirkungen

- initial: Diarrhoe, Übelkeit, Vomitus, Muskelkrämpfe
- Bradykardien, Synkopen (v. a. bei Kombination mit β-Blockern)

Kontraindikation

- relativ: schweres Asthma bronchiale, Herzrhythmusstörungen (v. a. AV-Block), Prostatahyperplasie
- absolut: aktive Gastrointestinalulzera

Glutamatmodulatoren

Indikation

Memantine (z.B.: Ebixa®): Behandlung der Alzheimer-Demenz, der vaskulären Demenzen und gemischter Demenzformen, bis zu einer mittelschweren Ausprägung (Kap. 4.1.1)

Amantadin (z.B.: PK-Merz®): Behandlung des Morbus Parkinson, frontale Psychosyndrome

Wirkmechanismus

Memantine bindet an den NMDA-Subtyp der Glutamatrezeptoren, blockiert dadurch den Calciumeinstrom in die Nervenzelle. Eine pathologische Überstimulation glutaminerger Neurone wird so ausgebremst.

Nebenwirkungen

selten: Kopfschmerzen, Müdigkeit, Verwirrtheit, Schwindel, Halluzinationen.

KLINIK

Bei Niereninsuffizienz anpassen der Dosis, da 80% unverändert im Urin ausgeschieden werden.

Andere Nootropika

nur für Gingko-Präparate (z.B. Tebonin®) konnte eine Effizienz in der Demenzbehandlung nachgewiesen werden

Andere Psychopharmaka

Medikamente in der Behandlung von Suchterkrankungen (Kap. 4.2)

3.1.2 Psychopharmakotherapie im Alter

Grundsätzlich werden die verschiedenen Psychopharmaka entsprechend den Indikationen auch bei alten PatientInnen eingesetzt. Aufgrund von Änderungen der Pharmakokinetik und -dynamik bei älteren Menschen müssen Behandlungsprinzipien beachtet werden:

- die niedrigste wirksame Dosis eines Medikamentes einsetzen, z. B. Risperidon (Risperdal®) 0,5–2mg/d.
- Polypharmakotherapie vermeiden
- Nebenwirkungen engmaschig kontrollieren

3.1.3 Psychopharmakotherapie in der Schwangerschaft und Stillzeit

Die psychopharmakologische Behandlung psychisch erkrankter Frauen in der Schwangerschaft und Stillzeit ist bei fehlenden evidenzbasierten Behandlungsrichtlinien oder -empfehlungen (keine entsprechende Studienlage!) schwierig.

! MERKE
Für kein Psychopharmakon ist eine teratogene Wirkung sicher ausgeschlossen, bei manchen Medikamentengruppen (z.B. „mood-stabilizer"/Phasenprophylaktika) ist sie bekannt.

Die Auswirkungen einer psychischen Erkrankung (Schizophrenie in der Schwangerschaft/Stillzeit) sind gegenüber dem Risiko einer Schädigung des Föten/Kindes abzuwägen.

! MERKE
Alle Psychopharmaka gehen in die Muttermilch über!

Prinzipien der Psychopharmakotherapie vor der Schwangerschaft

- Ausschluss einer Gravidität und wirksame Kontrazeption **vor** der Behandlung mit potentiell teratogenen Substanzen
- vor geplanter Schwangerschaft: individuelle Beratung mit Risikoabwägung
- bei drängenden Kinderwunsch und notwendiger Psychopharmakotherapie: Umstellen der Medikation auf „weniger" gefährliche Substanzen (z.B.: Antidepressiva: SSRI), bzw. auf niedrigst mögliche Dosierung von „besser untersuchten" Substanzen (z.B.: Haloperidol).

Prinzipien der Psychopharmakotherapie während der Schwangerschaft

- kein abruptes Absetzen bei eingetretener Gravidität unter Psychopharmakotherapie (Organogenese des Kindes ist bei Feststellung ohnehin schon weitgehend abgeschlossen!)
- niedrigste mögliche Dosierung unter regelmäßiger Überwachung von Mutter und Kind
- Polypharmakotherapie vermeiden
- vor der Geburt sollten Benzodiazepine und Antidepressiva (TZA, SSRI) wegen Gefahr von Entzugssyndromen beim Kind ausschleichend abgesetzt werden

Prinzipien der Psychopharmakotherapie in der Stillzeit

- intensive Risiko-Nutzen-Abwägung
- bei Frühgeborenen/Erkrankung des Kindes sollten Medikamente vermieden werden
- sedierende Medikamente und Substanzen mit langer HWZ sollten vermieden werden

3

- abstillen ist nicht unbedingt notwendig, wenn Mutter auch in Schwangerschaft mediziert wurde (Medikamentenkonzentration in Muttermilch niedriger als im Uterus)

KLINIK

Antipsychotika: vom Stillen abraten, bei Clozapin abstillen
Antidepressiva: TZA und SSRI (v. a. Paroxetin und Sertralin) gelten als relativ sicher, Reboxetin, Venlafaxin, tetrazyklische AD vermeiden
„mood-stabilizer"/Phasenprophylaktika: eher abgeraten, unter Lithium und Lamotrigin nicht stillen
Anxiolytika und Hypnotika: eher abgeraten, auch wenn unter Benzodiazepinen die Medikamentenspiegel in der Muttermilch eher niedrig sind (Gefahr von Sedierung, Muskelschwäche, Schluckstörung). Non-Benzodiazepin Hypnotika werden nicht empfohlen.

3.1.4 Nicht-pharmakologische, somatische Therapieverfahren

Lichttherapie • Schlafentzugsbehandlung • Elektrokonvulsionstherapie (EKT) • repetitive transkranielle Magnetstimulation (rTMS) • neue Therapieansätze

Lichttherapie

Die Methode war zeitweilig umstritten (?Placeboeffekt), und wird nur mit einer begrenzten Indikation eingesetzt, da aber mit gewissem Erfolg. Die Behandlung wird mit sehr hellem, weißem Licht durchgeführt, lediglich der ultraviolette Anteil wird ausgespart.

Indikation

Behandlung saisonaler Depressionen (Kap. 4.4.2)

Wirkmechanismus

nicht bekannt

Therapiesetting

- Lichtquelle: 2500–10000Lux
- möglichst morgens: 30min. (10000Lux), bis 2h (2500Lux)
- jede Minute für ein paar Sekunden direkt in Lichtquelle sehen

Indikation

- meist bereits nach 3–4 Tagen
- je länger die Therapie, je größer die Effekte

Schlafentzugsbehandlung

Die seit den 1970er Jahren bekannte Therapieoption kann als kompletter oder partieller (2. Nachthälfte) Schlafentzug (SE) durchgeführt werden. Am Folgetag darf tagsüber nicht geschlafen werden! 50–80% der Patienten fühlen sich nach dem Schlafentzug 30–100% besser.

Indikation

depressive Episoden (Kap. 4.4.2)

Wirkmechanismen

nicht bekannt

KLINIK

Schlafphasenvorverlagerungstherapie (bei positiver Response auf eine Schlafentzugsbehandlung):
1. Nacht nach SE: 17:00–24:00 Uhr
2. Nacht nach SE: 18:00–01:00 Uhr, usw. bis zum normalen Schlafrhythmus

Elektrokonvulsionstherapie (EKT)

Die EKT gehört zu den effektivsten und schnell wirksamsten Therapieoptionen in der Behandlung psychiatrischer Erkrankungen mit, bei richtiger Anwendung, geringer Nebenwirkungsproblematik.

Indikation

- schwere depressive Episoden, bei mono- oder bipolarer Erkrankung (Kap. 4.4.2)
- therapieresistente Depressionen (Kap.4.4.2)
- pharmakotherapieresistente Manie (Kap. 4.4.1)
- perniziöse Katatonie (Therapie der 1. Wahl) (Kap. 5.5)
- Schizophrenie, v. a. wenn Psychopharmakotherapie nicht effizient, oder nicht möglich (Kap. 4.3.1)

Wirkmechanismus

Der genaue Wirkmechanismus ist unbekannt. Es werden zahlreiche neurohumorale Veränderungen (z.B. TSH, Cortisol) und Beeinflussungen der Neurotransmittersysteme ausgelöst.

Nebenwirkungen

meist nur passager
- Kopfschmerzen
- Übelkeit
- Muskelkater
- anterograde und retrograde Amnesie
- leichtere kognitive Störungen

! MERKE

Bleibende Gedächtnisverluste sind sehr selten, und treten meist nur bei bilateraler Stimulation auf.

KLINIK

Die Mortalität liegt bei sachgerechter Durchführung bei ca. 1:50.000, und entspricht damit in etwa dem allgemeinen Narkoserisiko.

Kontraindikationen

keine absoluten Kontraindikationen

erhöhtes Risiko bei erhöhtem Hirndruck, Hirnblutung, kürzlich stattgehabtem Herzinfarkt, Gefäßmissbildungen, Beckenvenenthrombosen, Retina-Ablösung, Phäochromozytom, allgemeine Narkoserisiken

Pharmakotherapie während der EKT

krampfschwellen-hebende Medikamente (Benzodiazepine, Antikonvulsiva) sollten vor der EKT ausschleichend abgesetzt worden sein.

Parallel, bzw. in der Folge sollte die medikamentöse Erhaltungstherapie optimiert werden.

KLINIK

Elektrokrampftherapie (EKT)

EKT erfolgt unter Kurznarkose und Muskelrelaxation, wobei meist ein Arm anteilig abgebunden wird, so dass bei dort fehlender Muskelrelaxation die Krampfaktivität zu beobachten ist. Das Monitoring des Probanden umfasst neben EKG meist auch eine EEG-Ableitung.

Die Stimulation erfolgt zunächst unilateral im temporoparietalen Schädelbereich über der nicht dominanten Hemisphäre (fast immer rechts). Der ausgelöste cerebrale Krampfanfall (Stimulusstärke entsprechend 2–5 facher Krampfschwelle) sollte etwa 30Sek. anhalten.

Eine EKT-Serie umfasst 6–12 (max. 15) Sitzungen, mit 2–3 Sitzungen/Woche. Ein Teil der Probanden profitieren von einer Erhaltungs-EKT.

Repetitive transkranielle Magnetstimulation (rTMS)

Nicht invasive Therapieoption, die mittels einer Stimulationsspule magnetische Impulse ins Gehirn appliziert und damit elektrische Reizungen induziert. Die Methode befindet sich in der Erprobungs- und Evaluierungsphase, erste positive Einschätzungen konnten im Rahmen von Studien nicht eindeutig belegt werden.

KLINIK

neue Therapieansätze

- tiefe Hirnstimulation (DBS): das in der Behandlung von M. Parkinson, Dystonien und essentiellem Tremor bereits recht erfolgreich genutzte Therapieverfahren der tiefen Hirnstimulation (DBS) wird in mehreren Studien hinsichtlich der Wirksamkeit bei Patienten mit Depressionen überprüft. Ergebnisse stehen noch aus.
- Vagusnervstimulation (VNS): etablierte Therapiestrategie bei therapieresistenten fokal eingeleiteten Anfallsleiden, ist ein invasives Verfahren, das die Implantation eines Neurostimulators notwendig macht, der den linken N vagus mit schwachen Strömen stimuliert. In ersten, offenen Pilotstudien zeigte sich eine Wirksamkeit bei Depressionen mit mittelgradiger Therapieresistenz. Gleichlautende Ergebnisse placebokontrollierter Studien stehen noch aus.
- Magnetkonvulsionstherapie (MKT): Mischung aus rTMS und dem Prinzip der EKT, ist noch auf einer frühen Studienebene

3.2 Psychotherapeutische Therapieverfahren

Definition

Grundlagen: Arzt-Patienten-Beziehung • Beziehungsgestaltung • Psychotherapieverfahren
Wirksamkeit: Klärung • Bewältigung • Problemaktualiserung • Ressourcenaktivierung • Qualität der therapeutischen Beziehung
Wirkung: psychische Phänomene • neurobiologische Veränderungen
unerwünschte Wirkung: Verschlechterung einzelner Symptome • Suizidalität • neue Symptome • Destabilisierung

Definition

Psychotherapie: bewusster und geplanter interaktioneller Prozess zur Beeinflussung von Verhaltensstörungen und Leidenszuständen mit psychologischen Mitteln

Sie kann mittels lehrbarer verbaler oder averbaler Techniken beim Patienten Veränderungen in Richtung auf ein definiertes Ziel (z.B. Symptomverringerung,

Modifizierung von Verhaltensweisen und/oder Veränderung in der Persönlichkeitsstruktur) bewirken.

Grundlagen

Arzt-Patienten-Beziehung

vertrauensvolle Beziehung, ideal: Therapeut besitzt neben seinem Wissen über **Techniken der Gesprächsführung, Empathie** (Einfühlungsvermögen), **Authentizität** (Fähigkeit zur Echtheit) und kann **emotionale Nähe vermitteln**

Beziehungsgestaltung

- Wertschätzung für die Person und die Problematik des Patienten
- Fähigkeit zum objektivierenden Verständnis der subjektiven Wirklichkeit des Patienten.
- Respektieren von Grenzen in der therapeutischen Arbeit
- Transparenz in der Therapie
- Zielorientierung in der Behandlung, auf dem Boden eines Konsens über die notwendigen Veränderung in der Therapie

Psychotherapieverfahren

tiefenpsychologische (psychodynamische) Therapieverfahren • kognitiv-behaviorale Therapieverfahren • erlebnisorientierte Therapieverfahren • interpersonelle und systemische Therapieverfahren • Hypnose und übende Entspannungsverfahren • psychoedukative Therapieverfahren • sozialpsychiatrische Therapieverfahren

In den letzten 100 Jahren entwickelten sich eine Vielzahl psychotherapeutischer Verfahren, die in **5 Hauptgruppen** eingeordnet werden können:

- **psychodynamische (tiefenpsychologische) Therapieverfahren**
  - Psychoanalyse
  - tiefenpsychologisch fundierte Psychotherapieverfahren
- **kognitiv-behaviorale Therapieverfahren**
  - Konfrontations- und Expositionsverfahren
  - Modell-Lernen
  - kognitive Verfahren
- **erlebnisorientierte Therapieverfahren**
  - klientenzentrierte Gesprächstherapie n. Rogers
  - Gestalttherapie
- **interpersonelle und systemische Therapieverfahren**
  - Interpersonelle Psychotherapie (IPT)
  - Paar- und Familientherapie
- **Hypnose und übende Entspannungsverfahren**

KLINIK

Elektrokrampftherapie (EKT)

Psychotherapie wird je nach Art der Störung und des Therapieverfahrens in Einzel- oder Gruppenbehandlungen, oder als Kombination beider Formen ausgeführt. Grundsätzlich sollte Psychotherapie ambulant erfolgen, auch wenn zeitweise eine stationäre Intervention erforderlich werden kann. In Deutschland wird die Behandlung von Ärzten (Fachärzte für Psychiatrie und Psychotherapie, Fachärzte für psychotherapeutische Medizin, Ärzte mit der Zusatzbezeichnung Psychotherapie) und von psychologischen Psychotherapeuten ausgeführt.

Wirksamkeit

schulenübergreifende, allgemeine Wirkprinzipien der Psychotherapie nach Grawe et al (1995)

- **Klärung** (Interventionen zur Förderung der Einsicht des Patienten in Verhaltens und Erlebnisweisen)
- **Bewältigung** (Vermittlung von Fertigkeiten, das Therapieziel zu erreichen)
- **Problemaktualisierung** (Aktualisierung von grundlegenden intrapsychischen Konflikten und daraus resultierenden Erlebens- und Verhaltensweisen)
- **Ressourcenaktivierung** (herausarbeiten und fördern individueller Fähigkeiten zur konstruktiven Problemlösung)
- **Qualität der therapeutischen Beziehung**

Wirkung

Psychotherapie beeinflusst nicht nur psychische Phänomene sondern führt auch zu nachweisbaren neurobiologischen Veränderungen bei bestimmten Erkrankungen (z. B.: Zwangsstörungen).

! MERKE

Die Indikation für eine kombinierte psychotherapeutische und somatische Behandlung einiger psychiatrischer Erkrankungen (Schizophrenie, Depression, Zwangserkrankung) ist empirisch belegt.

unerwünschte Wirkungen

neben fehlender Wirksamkeit, können auch negative Folgen für den Patienten entstehen:

- Verschlechterung einzelner Symptome
- Suizidalität (schwierige Differenzierung zur Entwicklung in der Primärstörung)
- Auftreten neue pathologischer Symptome
- Destabilisierung bislang stabiler Beziehungsmuster

3.2.1 Tiefenpsychologische (psychodynamische) Therapieverfahren

Definition
Krankheitskonzept: „strukturelles Konfliktmodell"
Klassifikation: Psychoanalyse • tiefenpsychologisch fundierte Psychotherapie
Indikation: Persönlichkeitsstörungen

Definition

Tiefenpsychologie: alle psychologischen Theorien und Behandlungsverfahren, die davon ausgehen, dass **unbewusste Persönlichkeitsanteile** existieren, die psychodynamisch wirksam sind und die Grundlage menschlichen Erlebens und Verhaltens darstellen.

! MERKE

Alle tiefenpsychologischen (psychodynamischen) Ansätze basieren auf den Theorien **Sigmund Freuds** (Strukturmodell der Persönlichkeit, psychoanalytische Entwicklungstheorie), wenn gleich sie über die Jahrzehnte erheblich weiterentwickelt wurden (analytische Psychologie nach **C. G. Jung**, Individualpsychologie nach **A. Adler**, Modell der Selbst- und Objektrepräsentanzen nach **D. Winnicott, M. Mahler et al**)

Krankheitskonzept

„strukturelles Konfliktmodell"

- **unbewusster, intrapsychischer Konflikt:** Basis des pathologischen Erlebens und Verhaltens, entsteht durch das Auftreten miteinander unvereinbarer Wünsche und Intentionen der verschiedenen Instanzen der Persönlichkeitsstruktur (Es, Ich, Über-Ich).

- Im Rahmen der jeweiligen **Entwicklungsphasen** (orale-, anale-, ödipale-, Latenz- und Pubertäts-Adoleszenzphase) entstehen unter ungünstigen äußeren Bedingungen für das Individuum innere Konflikte, die, wenn sie nicht zu bewältigen sind, zu einer **massiven Angstentstehung** führen. Sie werden nur mit Hilfe verschiedener **Abwehrmechanismen** in der jeweiligen Entwicklungsphase „beherrschbar".
- → Fixierung auf der jeweiligen Entwicklungsstufe.
- späterer Zeitpunkt: durch ein aktuelles Ereignis → **Reaktivierung** dieses strukturellen Problems, der Patient **regrediert** in seinem Erleben und Verhalten auf die entsprechende Entwicklungsstufe und entwickelt eine entsprechende Symptomatik.

Klassifikation

Aus der Fülle der entstandenen Therapieverfahren wird hier auf 2 wesentliche eingegangen:

- Psychoanalyse
- tiefenpsychologisch fundierte Psychotherapie

Indikation

Behandlung von Persönlichkeitsstörungen (Kap. 4.13)

Psychoanalyse

Therapiesetting und -konzept

Patient liegt auf der Couch, der Therapeut sitzt, vom Gesicht abgewandt am Kopfende der Couch. Dem Patient wird es so ermöglicht, im Rahmen der **„freien Assoziation"** (spontane Äußerung von Gedanken ohne Kontrolle und Selbstkritik) lebensgeschichtliche und aktuelle Problemkonstellationen mitzuteilen und dabei auf die Erlebens- und Verhaltensweisen früherer Entwicklungsstufen zu regredieren. Der Therapeut gibt keine Ratschläge **(„therapeutische Abstinenz")**, sondern interpretiert **(„deutet")** die Äußerungen des Patienten.

Frühere Konfliktkonstellationen in den Beziehungserfahrungen (Elternbeziehungen, etc) des Patienten können sich in der therapeutischen Beziehung abbilden, die sog. **„Übertragung"** auf den Therapeuten. Dieser ermöglicht es dem Patienten, durch die Wahrnehmung seiner Gefühle gegenüber dem Patienten **(„Gegenübertragung")** und die Deutung dieser Phänomene, jetzt die früheren, unbewussten Konflikte „bewusst" zu erleben und zu bearbeiten.

Behandlungszeit: 200–300 h, oft 2–4 Sitzungen/Woche

Tiefenpsychologisch fundierte Psychotherapie

Therapiesetting und -konzept

Patient und Therapeut sitzen sich gegenüber, um eine Regression des Patienten möglichst zu vermeiden. Nach ausführlicher lebensgeschichtlicher Anamnese werden **wenige, abgrenzbare Konflikte** identifiziert, aus denen der Therapeut eine **Hypothese zur Psychodynamik** entwickelt. In **„Klarifikationen"** („Verdeutlichungen" - ähnlich den Deutungen in der Psychoanalyse) wird der aktuelle Konflikt bearbeitet, und ermöglicht es dem Patienten so, seine Gesamtentwicklung zu verändern.

Behandlungszeit: 20–80 h, oder als Kurzzeittherapie: <20 h

Alternativ kann der Therapeut aktiv das Gespräch fördern und an der Beziehungsfähigkeit des Patienten arbeiten. Die sichere therapeutische Beziehung ermöglicht neue Erfahrungen und Änderungen in der Beziehungsarbeit. Es wird nicht konfrontativ und interpretierend gearbeitet, vielmehr übernimmt der Therapeut über einen gewissen Zeitraum wichtige Aspekte der Ich-Funktionen des Patienten, um dessen defizitäre Ich-Strukturen zu stabilisieren. Unter Einbeziehung z.B. körperbezogener Therapieansätze können vom Patienten nicht wahrgenommene emotionale Anteile verbalisiert und so zugänglich gemacht werden. Durch das dialogische Prinzip können auch Patienten mit schweren Persönlichkeitsstörungen erreicht werden.

Behandlungszeit: 50–100 h, max. 1 Sitzung/Woche

3.2.2 Kognitiv-behaviorale Therapieverfahren

Definition
Klassifikation: Konfrontations-/Expositionsverfahren • operante Verfahren • kognitive Verfahren
Indikation: Angst-/Zwangsstörungen • psychoreaktiven Störungen • Persönlichkeitsstörungen • Essstörungen • Sucht • affektiven Störungen • Schizophrenien • chronischen Schmerzzuständen • Hyperaktivität/Aggressivität bei Kindern

Definition

Verhaltenstherapie: Psychotherapieform, die sich auf die Behandlung eines erlernten dysfunktionalen Verhaltens und die aufrechterhaltenden Bedingungen dafür konzentriert.

kognitive Verfahren: integrieren den individuellen, intrapsychischen Prozess der Wahrnehmung, Bewertung, Verarbeitung und Speicherung von Informationen in das Konzept

Allen verhaltenstherapeutischen Methoden ist nach Markgraf (2000) Folgendes gemeinsam:

- Orientierung an der empirischen Psychologie (=wissenschaftliche Überprüfbarkeit der Verfahren)
- Problemorientierung der Verhaltenstherapie, zunächst im aktuell Problem, dann auch generalisierend für andere Lebensbereiche
- Fokussierung auf die prädisponierenden, auslösenden und aufrechterhaltenden Bedingungen des Problems
- Transparenz des therapeutischen Prozesses
- Ziel- und Handlungsorientiertheit in der Therapie
- Verhaltenstherapie versteht sich als Hilfe zur Selbsthilfe in der Problembewältigung
- Die therapeutische Beziehung ist wichtiger Baustein in der Therapie, aber nicht der zentrale Fokus der Behandlungsmethode.

! MERKE
Kernstück der verhaltenstherapeutische Diagnostik ist die **detaillierte Verhaltens- und Problemanalyse**. Sie erfasst das Problem auf Symptomebene (S-O-R-C Schema), die Funktionalität und die aufrechterhaltenden Bedingungen der Symptomatik, die individuelle Lern- und Entwicklungsgeschichte und die Änderungsmotivation.

Klassifikation

Aus der Fülle der entstandenen Therapieverfahren wird hier auf grundlegende Ansätze eingegangen:
- Konfrontations- und Expositionsverfahren
- operante Verfahren
- kognitive Verfahren

Indikationen

störungsspezifische Behandlung von
- Angst- und Zwangsstörungen (Kap. 4.6, Kap. 4.7)
  - Agoraphobie
  - sozialer Phobie
  - spezifischen Phobien
  - Panikstörung
  - generalisierte Angststörung (GAS)
  - Zwangsstörung
- psychoreaktiven Störungen (Kap. 4.5)
  - posttraumatischer Belastungsstörung
  - somatoformen Störungen
  - Partnerkonflikten
  - sexuellen Störungen
- Persönlichkeitsstörungen (Kap. 4.13)
- Essstörungen (Kap. 4.10)
- Sucht (Kap. 4.2)
- affektiven Störungen (Kap 4.4)
- Schizophrenien (Kap. 4.3.1)
- chronischen Schmerzzuständen
- Hyperaktivität und Aggressivität bei Kindern

Konfrontations- und Expositionsverfahren

systematische Desensibilisierung • Exposition in vivo (Realität) oder in sensu (Vorstellung)

Definition

gezieltes Aufsuchen/Darbieten typischer Stimuli für die Auslösung der pathologischen Reaktionsmuster, bei wiederholter Exposition → durch Nicht-Zulassen von Vermeidungsstrategien, unter Umständen unter Zuhilfenahme von Entspannungstechniken, eine Habituation an den Stimulus, und somit zur Löschung des pathologischen Reaktionsmusters

Systematische Desensibilisierung

Früher zur Behandlung einfacher Phobien eingesetzt, heute kaum noch in Gebrauch (nur Prüfungsphobie).

Prinzip der reziproken Hemmung: Angst kann durch Entspannung antagonisiert werden

Setting:
- Erlernen von Entspannungstechniken
- Angsthierarchisierung
- im entspannten Zustand, Visualisierung der Angst auslösenden Situation
- Wiederholung bis zur angstfreien Visualisierung

Exposition in vivo (Realität) oder in sensu (Vorstellung)

Behandlung von Agoraphobie mit Panikstörung, der posttraumatischen Belastungsstörung (in sensu), Zwangsstörungen, sozialen Phobie.

Setting:

- Aufsuchen der vom Patienten gefürchteten Situation (in vivo oder in sensu)
- Auslösung der pathologischen Symptomatik (meist Angstreaktion)
- Verhinderung des aufrechterhaltenden Vermeidungsverhaltens (Reaktionsverhinderung)

Operante Verfahren

kognitive Therapie nach A. T. Beck

Definition

Modell der **operanten Konditionierung:** die Veränderung des Verhaltens wird durch eine Modifikation der bislang regelmäßig eingetretenen Konsequenz herbeigeführt.

- Aufbau von bisher nicht vorhandenem Verhalten durch Nutzung von positiver (Belohnung) und negativer (Bestrafung) Verstärkung, sowie Techniken der Stimuluskontrolle.
- Abbau dysfunktionaler Verhaltensweisen durch Löschung (=Entfernung aller positiver Verstärker) oder Time-out (Entfernung aller Verstärker)
- Kontingenzmanagement (komplexe Verfahren zur Verhaltensänderung mit systematischer Darbietung oder Entfernung verschiedener Verstärker)
- Modell-Lernen = Beobachtungslernen, zur Modifizierung komplexer Verhaltens- und Reaktionsweisen: Vorbildprinzip zur Erlernung, Erweiterung oder Veränderung von Verhaltensweisen und deren Konsequenzen
- Kompetenzaufbautraining, z. B. Training sozialer Kompetenzen, Problemlösetraining

Annahme, dass kognitive Prozesse der Informationsaufnahme und -verarbeitung eine wesentliche Rolle bei der Entstehung und Aufrechterhaltung psychischer Erkrankungen spielen.

Spezifische individuelle Erwartungen, Einstellungen, Bewertungen und andere gedankliche Aktivitäten (irrationale Überzeugungen n. Ellis, oder logische Denkfehler nach A. T. Beck) beeinflussen emotionale Reaktionen, woraus das problematische Verhalten entsteht.

Kognitive Therapie nach A. T. Beck

Definition

In der kognitiven Therapie nach Beck verändert sich das Verhalten nach Identifizierung **systematische logischer Denkfehler** durch ein therapeutisch geleitetes Erlernen, Vorstellungen von - und reale Inhalte von Fakten zu unterscheiden (Realitätskontrolle), was sich im Alltag fortsetzen soll. Durch Entwicklung angemessener und realistischerer Bewertungen lässt sich auch das eigene emotionale Erleben des Patienten positiv beeinflussen

Beispiele für systematische logische Denkfehler in der kognitiven Therapie nach Beck:

- **Alles-oder-nichts-Denken** (Situationen oder Leistungen werden nur in Extremen wahrgenommen)
- **selektive Wahrnehmung und Verallgemeinerung** (ein negativer Aspekt eines Ereignisses verdeckt eine Vielzahl positiver Aspekte)
- **katastrophisierendes Denken** (für die Zukunft wird nur die schlimmste Möglichkeit in Erwägung gezogen)
- **unangemessene Verallgemeinerung** (ein negativer Aspekt eines Ereignisses wird auf die ganze Person, zw. Sein ganzes Leben bezogen)
- **Emotionale Beweisführung** (ein Gefühl dient als Beweis dafür, dass eine eigene Überzeugung der Wahrheit entspricht, Alternativen werden nicht zugelassen)
- **Befehle** (es bestehen sehr präzise Vorstellungen von Ordnung und Normen, nach denen sich alle Menschen zu richten haben. „sollte"- oder „müsste"- Sätze

3.2.3 Erlebnisorientierte Therapieverfahren

klientenzentrierte Gesprächstherapie n. Rogers • Gestalttherapie: z. B.: Gestalttherapie n. Pearls

Definition

Erlebnisorientierte Therapieverfahren stellen darauf ab, bestimmte Rahmenbedingungen zu schaffen, in denen die Patienten ihre angeborene Tendenz zu Selbstverwirklichung unterstützt und dadurch ein persönliches Wachstum und Reifung ermöglicht bekommen.

Klassifikation

- klientenzentrierte Gesprächstherapie n. Rogers
- Gestalttherapie

Indikation

Das Therapieverfahren wird bei fast allen psychischen Störungen und Konfliktsituationen versucht, bei depressiven Störungen und Ängsten wurden positive Effekte aufgezeigt.

Therapiesetting und -konzept

Behandlungszeit: 5–50 h, 1 Sitzung/Woche à 30–60 min, auch in Gruppentherapien

Das Gespräch mit dem Patienten **(=Klient)** stellt den wesentlichen Bestandteil der Therapieform dar. Dabei wird der Klient als Experte für sein eigenes Erleben angesehen, der Therapeut schafft lediglich die Bedingungen, die für eine verbesserte Einsichtsfähigkeit und in der Folge für Veränderung förderlich sein könnten. Er verdeutlicht und verbalisiert die gesprächsbegleitenden Emotionen und deckt Widersprüche auf, was dem Klienten helfen kann, verdrängte oder verzerrte Erfahrungen zu reintegrieren.

Auf der Basis einer **unbedingten positiven Wertschätzung des Klienten** muss der Therapeut dabei den Patienten **akzeptieren** können, dabei **empathisch, echt** und **kongruent** sein, er arbeitet **nicht direktiv.** Eigenaktivität und Eigenverantwortlichkeit des Klienten wird gefördert.

Gestalttherapie

z. B.: Gestalttherapie n. Pearls

3

Indikation

Anpassungsstörungen (Kap. 4.5), Persönlichkeitsstörungen (Kap. 4.13), Sucht (Kap. 4.2), somatoforme Störungen (Kap. 4.9), Essstörungen (Kap. 4.10)

Kontraindikation:

Schizophrenie, organische und affektive Störungen

Therapiesetting und -konzept

Der Therapeut fordert den Patienten auf, Sätze und Gesten zu wiederholen, verbalisiert die dabei entstehenden Emotionen und fordert den Patienten auf, diese ungehemmt auszuleben. Dieser soll dabei seine widersprüchlichen Bestrebungen und Motive ausdrücken und sich abwechselnd damit identifizieren. Die Eigenwahrnehmung des Patienten, dass er z.B. Bedürfnisse aktiv unterdrückt, soll ihm alternative Entscheidungen ermöglichen.

Einzelsitzungen bis jahrelange Behandlungen möglich.

3.2.4 Interpersonelle und systemische Therapieverfahren

interpersonelle Psychotherapie (IPT) • Paar- und Familientherapie

Klassifikation

- interpersonelle Psychotherapie (IPT)
- Paar- und Familientherapie

Interpersonelle Psychotherapie (IPT)

Indikation

hauptsächlicher Einsatz bei affektiven Störungen (Kap. 4.4), aber auch bei anderen Störungen versucht

Therapiesetting und -konzept

In der IPT werden psychische Störungen als **Folge misslungener Anpassungsprozesse** der Erkrankten an sich verändernde Umweltbedingungen gesehen. Es wird die Auffassung vertreten, dass sich psychische Störungen primär im interpersonellen Kontext abbilden und dass umgekehrt die psychosozialen und interpersonellen Erfahrungen des Patienten entscheidenden Einfluss auf das psychische Krankheitsgeschehen haben und die Basis für die Behandlung darstellen.

Die Behandlung gliedert sich in 3 Phasen, mit insgesamt 12–20, 1× wöchentlichen Einzelsitzungen.

Paar- und Familientherapie

Paartherapie

Indikation

Partnerschaftsprobleme, die mit den vorhandenen Kompetenzen nicht mehr gelöst werden können.

Therapiesetting und -konzept

Qualität und Stabilität in der Partnerschaft hängen im Wesentlichen von 3 Faktoren ab:

- angemessene Kommunikation (mit der Fähigkeit zur emotionalen Selbstöffnung)
- adäquate Problemlösestrategien
- Fähigkeit der individuellen und gemeinsamen Stressbewältigung

Ziele einer Paartherapie:

- Information und Psychoedukation
- Kommunikationsstrategien verbessern
- Stress- und Konfliktbewältigung verbessern

Die Behandlung ist langfristig angelegt, mit meist 1 Termin monatlich

Familientherapie

Indikation

z. B. Anorexia nervosa (Kap. 4.10.1)

Therapiesetting und -konzept

Die vielen verschiedenen familientherapeutischen Verfahren haben die Gemeinsamkeit, dass die Familie als System wesentliche Bedeutung für die Entwicklung der einzelnen Mitglieder hat. Die Erkrankung eines Familienmitglieds wird daher als Manifestation einer **gestörten intrafamiliären Interaktion** angesehen.

Bei verschiedenen zugrunde liegenden therapeutischen Konzepten der einzelnen Schulen herrscht für die Voraussetzungen und die Aufgaben des Therapeuten weitgehende Einigkeit:

- Neutralität des Therapeuten
- aktive und direktive Haltung
- Festlegung bestimmter Kommunikationsregeln
- Betonung positiver, unproblematischer Aspekte in der Familie
- Schwerpunkt liegt in der Ressourcen-Identifizierenden Arbeit

3.2.5 Hypnose und übende Entspannungsverfahren

Hypnose

Indikation

Angst- und Anspannungszustände im Rahmen von Anpassungsstörungen (Kap. 4.5), somatoforme Störungen (Kap. 4.9), chronische Schmerzzustände.

Kontraindikation

akut psychotische Zustandsbilder

Therapiesetting und -konzept

Die Hypnose ist ein suggestives Verfahren in veränderter Bewusstseinslage. In einem schlafähnlichen Zustand in einem Stadium tiefer Entspannung werden über suggestive Formeln spezielle Problembereiche angesprochen und verändert (z.B.: Angstreduktion).

Behandlungsdauer: bis zu mehreren Sitzungen à 30 min/Woche

Entspannungsverfahren

- progressive Muskelrelaxation (n. Jacobsen)
- autogenes Training (n. Schulz)

Indikationen

Angstsymptomatik (Kap. 4.6), leichte depressive Störungen (Kap. 4.4.2), Schlafstörungen (Kap. 4.11), chronische Schmerzzustände, somatoforme Störungen (Kap. 4.9)

Therapiesetting und -konzept

Progressive Muskelrelaxation n. Jacobsen

- Prinzip: durch Lösung einer allgemeinen muskulären Anspannung können auch eine psychische Anspannung und Ängste reduziert werden
- Behandlung: bewusst gemachte, gezielte Kontraktion von Muskeln, das Halten und dann langsame Lösen der jeweiligen Muskelgruppen, in einer systematischen Abfolge

Autogenes Training n. Schulz

- autosuggestive Methode: impliziert eine verstärkte Konzentration auf den eigen Körper. Durch Wiederholung bestimmter Übungsformeln wird ein hypnoseähnlicher Zustand erreicht, über den vegetative Prozesse in Richtung einer Entspannung beeinflusst werden.
- Beide Therapieverfahren können allein und selbstinstruiert, oder in geleiteten Gruppen durchgeführt werden.

! MERKE

Großer Vorteil dieser Verfahren ist die gute und freie Anwendbarkeit, nachdem sie gut gelernt wurden!

KLINIK

Großer Vorteil dieser Verfahren ist die gute und freie Anwendbarkeit, nachdem sie gut gelernt wurden!

3.3 Psychoedukative Therapieverfahren

Definition

alle Behandlungsansätze, die Patienten/Angehörigen Information und Wissen über die Entstehung, Auswirkungen und Behandlungsmöglichkeiten psychischer Erkrankungen vermitteln. Der Patient soll die subjektiven Krankheitstheorien verstehen, um dann eine Möglichkeit anzubieten, diese um neue Aspekte zu erweitern.

Die Complianceförderung steht dabei im Vordergrund.

- Patientenratgebern
- Sclbsthilfcprogrammen
- psychoedukative Therapieprogramme für Patienten und/oder Angehörige

Es gibt zahlreiche spezielle Manuale für die einzelnen Diagnosebereiche, in der letzten Zeit werden aber auch diagnose-übergreifende Therapieprogramme entwickelt.

3.4 Sozialpsychiatrische Therapieverfahren

Definition

Klassifikation: Ergotherapie • kreative soziotherapeutische Behandlungsformen • Sozialtherapie (Beratung und Betreuung)

Indikation: Anregung auf kognitiver, emotionaler und sozialer Ebene

Definition

alle therapeutischen Interventionen, deren Grundlage die Interaktion des Patienten mit anderen Menschen ist, und die nicht zu den somatischen und psychotherapeutischen Behandlungsansätzen im eigentlichen Sinne gehören.

Klassifikation

- Ergotherapie
- kreative soziotherapeutische Behandlungsformen
- Sozialtherapie (Beratung und Betreuung)

Indikation

Die Verfahren haben das gemeinsame Ziel, dem Patienten ein ausreichendes Maß an Anregung auf kognitiver, emotionaler und sozialer Ebene zu bieten, ohne ihn zu überfordern.

Ergotherapie

- kreative und handwerkliche Aktivitäten
- Training kognitiver Fähigkeiten
- Einüben alltagsrelevanter Aufgaben
- Arbeitstherapie, die den Patienten in seiner beruflichen Fähigkeit fördern soll, um ihn entweder auf die Rückkehr in den Arbeitsprozess, oder auf die Teilnahme in speziellen weiterführenden Rehabilitations- und Behandlungseinrichtungen vorzubereiten.

kreative soziotherapeutische Behandlungsformen

- Musik- und Kunsttherapie
- Tanz- und Bewegungstherapie

Im Vordergrund steht hier die kreative, teilweise auch expressive Betätigung, die teilweise entspannende Elemente, oder auch auf eine verbesserte Körperwahrnehmung ausgerichtete Aspekte verfolgt.

Sozialtherapie

Organisation, Vermittlung, Vorbereitung und Begleitung von Maßnahmen, die der sozialen Reintegration eines Patienten.

Diese Aufgaben werden von Sozialarbeitern und Sozialpädagogen wahrgenommen, und bilden das Bindeglied zwischen stationärer und ambulanter medizinischer Versorgung und dem Angebot der rehabilitativen Verfahren (medizinische und berufliche Rehabilitation).

KAPITEL

4 Spezifische Krankheitsbilder

4.1 Organische psychische Störungen

Definition
Klassifikation:
Ätiologie: primäre/sekundäre Gehirnfunktionsstörungen
Symptomatik: organische Störung ersten Ranges • organische Störung zweiten Ranges
Verlauf: akut • chronisch • reversibel • irreversibel

Definition

psychische Erkrankungen mit nachweisbarer organischer Verursachung

Klassifikation

nach der **Ätiologie**, der **vorherrschenden Symptomatik** oder der **Verlaufsform**

Ätiologie

- **primäre Gehirnfunktionsstörungen** (zerebrale Erkrankungen, Hirnverletzungen)
- **sekundäre Gehirnfunktionsstörungen** (Störungen, die das Gehirn nur als eine von vielen anderen Körpersystemen betreffen und primär in anderen Organen entstehen)

Symptomatik

- **organische Störungen ersten Ranges** (Stellung der Verdachtsdiagnose aufgrund der klinischen Symptomatik möglich)
  - Demenz
  - organisches amnestisches Syndrom
  - Delir/Verwirrtheitszustand
- **organische Störungen zweiten Ranges**

KLINIK
Die Symptomatik ermöglicht nicht eine Differenzierung von „nichtorganischen" psychischen Erkrankungen, es liegt aber ein Nachweis einer zerebralen Erkrankung, - Funktionsstörung oder einer systemischen Erkrankung vor, deren Auftreten im zeitlichen Zusammenhang mit dem Auftreten des psychischen Syndroms steht.

  - organische Halluzinose
  - organisch katatone Störung
  - organisch wahnhafte (schizophreniforme) Störung
  - organisch affektive Störungen
  - organische Angststörung
  - organisch dissoziative Störung
  - organische emotional labile Störung
  - leicht kognitive Störung
  - organische Persönlichkeits- und Verhaltensstörungen

! MERKE
Organische psychische Störungen 1. Ranges lassen in der Regel aufgrund der klinischen Symptomatik auf eine organische Ursache schließen, organische Störungen 2. Ranges können nahezu jedes „nicht-organische" psychiatrische Krankheitsbild imitieren.

Verlauf

- akut beginnend (= heute meist dem Delir bzw. dem Verwirrtheitszustand entsprechend)
- chronisch, einschleichend beginnend (= heute meist den Demenzen entsprechend)
- reversibler Verlauf (Synonyme: akutes organisches Psychosyndrom, Funktionspsychose)
- irreversibler Verlauf (Synonym: chronisches Defektsyndrom)

! MERKE
Weder ist jede akute organische Störung reversibel, noch jede chronische irreversibel. Oft erst nach Jahren ist der Verlauf einer Erkrankung wirklich bekannt, so dass diese Einteilung heute wenig sinnvoll ist.

4.1.1 Organische psychische Störungen 1. Ranges

Einteilung

- Demenz
- organisches amnestisches Syndrom
- Delir/Verwirrtheitszustand

Demenz

Definition

Erworbene Beeinträchtigung kognitiver Fähigkeiten (Gedächtnis, Verminderung der Urteilsfähigkeit und des Denkvermögen) mit Beeinträchtigung der Aktivitäten des täglichen Lebens, durchgehend symptomatisch über einen Zeitraum von mindestens 6 Monaten, und nicht nur im Rahmen eines Delirs / Verwirrtheitszustandes.

Epidemiologie

Prävalenz: exponentielle Zunahme mit fortschreitendem Lebensalter: >65 J.: 5–10%, > 80 J.: 20–40%

Einteilung

- degenerativ:
  - vorwiegend kortikal: Alzheimersche Krankheit, frontotemporale lobäre Degeneration (FTLD)
  - vorwiegend subkortikal: Morbus Parkinson Demenz (Demenz mit Lewy-Körpern), Chorea Huntington Demenz
- gemischt degenerativ / vaskulär
- vaskulär:
  - Multiinfarktdemenz
  - strategisch lokalisierte Einzelinfarkte
  - Morbus Binswanger (subkortikale arteriosklerotische Enzephalopathie)
  - hypoxisch-ischämische Enzephalopathie
  - genetische Formen (CADASIL)
- sekundär:
  - mechanisch (Tumoren/ Metastasen/Traumata)

- toxisch (Alkohol/Medikamente/Drogen/Schwermetalle)
- metabolisch (Diabetes mellitus/Hypo- oder Hyperthyreose/hepatogene-oder nephrogene Enzephalopathie)
- infektiös (Meningoenzephalitiden/Lues/Vaskulitiden/HIV-Enzephalopathie/ Multiple Sklerose/Creutzfeldt-Jakob Krankheit)
- Mangelzustände (z. B.: B1-,B6-,B12-Hypovitaminosen, Folsäuremangel, Zinkmangel)

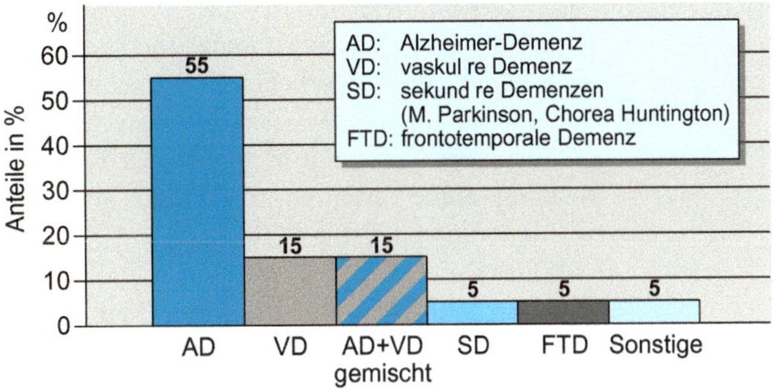

Abb.4.1 Prozentuale Häufigkeiten der Demenzen (AD = Alzheimer-Demenz; VD = vaskuläre Demenz; FTD = frontotemporale Demenz)

Klinik

4

prä-/subklinische Phase: oft über Jahre, ohne das eine klare Diagnose gestellt werden könnte:

- Affektstörungen (deprimiert/affektlabil/subeuphorisch)
- Antriebsminderung mit Nachlassen der Alltagsaktivitäten und zunehmenden sozialen Desinteresse
- zunehmende Abneigung gegenüber allem Neuen
- leichte Konzentrations- und Merkfähigkeitsstörungen
- Verarmung der intellektuellen Fähigkeiten und -Leistungen, einhergehend mit Bagatellisierung der Einbußen

klinische Phase der Demenz: charakteristische Symptome (Symptomatik > 6 Monate):

- kognitive Kernsymptome (Kap. 1.2.3):
- deutliche Verminderung der Merkfähigkeit (Neues wird auffällig schlechter behalten, „Vergesslichkeit")
- deutlich verminderte Gedächtnisleistung (Zeitgitterstörungen Kap. 1.2.3), bis hin zum Unvermögen, sich an die eigenen Lebensdaten zu erinnern)
- Orientierungsstörungen, -verlust

parallel dazu:

- Störungen der Auffassung (Differenzierung zwischen Wesentlichem/Unwesentlichem, Sinngehalt von Fragen werden nicht mehr verstanden)
- Beeinträchtigung des Urteilsvermögens
- Beeinträchtigung des abstrakten Denkens (Ähnlichkeiten/Unterschiede zwischen verwandten Begriffen werden nicht mehr erkannt)
- Formale Denkstörungen (verlangsamter und verarmter Gedankengang, Umständlichkeit im Denken, Haften, Starre, Weitschweifigkeit) (Kap. 1.2.6)

- Persönlichkeitsveränderungen: prämorbide Persönlichkeitszüge werden akzentuiert, oder verändern sich

zusätzliche, nicht obligate Symptome:

- Beeinträchtigung andere höherer kognitiver Funktionen (Aphasie/Apraxie/Agnosie)
- affektive Störungen (deprimierter Affekt bei bis zu 50% der Patienten/Euphorie oder Dysphorie, Affektverarmung/Antriebsstörungen)
- körperliche Symptome (Gewichtsverlust/Kachexie)

Diagnostik

- Erhebung des psychopathologischen Befundes (Kap. 1.1)
- Erhebung des körperlichen Untersuchungsbefundes (Kap. 1.2)
- Anwendung standardisierter testpsychologischer Untersuchungen (Screening-Test: Dem-Tect, Mini-Mental-Status-Test, Uhrentest n. Shuman) (Kap 1.3.1)
- bildgebende Verfahren (cCT, cMRT, SPECT) (Kap. 1.3.1)
- Liquoruntersuchung (Kap. 1.3.1)
- EEG (Kap. 1.3.1)
- laborchemische Untersuchungen (Kap. 1.3.1)

! MERKE

trotz aller apparativer Diagnostik: Demenzen werden klinisch diagnostiziert !

Differentialdiagnose

4

- **altersbedingte Gedächtnisstörungen** (verlangsamte Abruffähigkeit von Informationen bei erhaltener Lernfähigkeit und ohne schwere Gedächtnisstörungen, keine Störungen der Alltagsfunktionen und der Sozialkompetenz)
- **leichte kognitive Störung** (s.u.) (Gedächtnisleistung liegt unterhalb der Altersnorm, aber deren Auswirkungen sind so gering, dass keine Alltagsfunktionen beeinträchtigt sind)
- **„Pseudodemenz" bei schweren affektiven Störungen** (Kap. 4.4.2) (schwierige Differenzierung, da bei bis zu 50% der Demenzen auch Depressionen vorliegen. Typisch melancholisch-depressive Syndrome, erhaltene Orientierungsfähigkeit und klagsame Anteilname am Verlust detailliert beschriebener kognitiver Fähigkeiten sprechen aber eher für eine affektive Störung).
- **Schizophrenie** (Kap 4.3) (häufig eher Komorbidität zu erwarten, als das die Symptomatik Zeichen eines ausgeprägten „schizophrenen Defekts" darstellt)
- **Oligophrenie** (Kap 4.14) (seit der Geburt/frühen Kindheit bestehende Störung)

Therapie

- kausale Therapie unbekannt bei primären Demenzformen
- wesentlicher Bestandteil der Therapie: Erkennen behandelbarer (oft sekundärer) Demenzformen
- pharmakologische Behandlung
- nicht ursächlich behandelbare Demenzformen: multimodale Aktivierungsmaßnahmen (kognitives Training, körperlich-sportliches Training, Alltags-Kompetenz-Training)

Antidementiva (Kap 3.1.1):

- Acetylcholinesterase-Hemmer:
  - Donepezil (Aricept®) 5–10mg/d
  - Rivastigmin (Exelon®) 6–12mg/d
  - Galantamin (Reminyl ret®) 16–24mg/d
- Glutamatmodulatoren: Memantine (Axura®) 5–20mg/d

- Radikalfänger: Gingko (Gingko biloba®)

Behandlung der Begleitsymptomatik:

- affektive Störungen: Antidepressiva (niedrig dosiert, möglichst keine AD mit anticholinergen Nebenwirkungen)
- psychomotorische Unruhe, wahnhafte, halluzinatorische Symptome: nicht anticholinerg wirksamen Antipsychotika (z.B.: Risperdal®: 0,5–2mg/d)

Alzheimerdemenz

Definition degenerative Hirnerkrankung mit progredienter Hirnatrophie unter Ausbildung spezieller pathologischer Veränderungen

Epidemiologie

- Prävalenz: > 65.Lj.: 2–4%, > 80-Lj.: > 10%
- w>m

Ätiologie

- typische, ätiologisch unklare Gehirnveränderungen

> **KLINIK**
>
> **Gehirnveränderungen bei Alzheimerdemenz**
>
> - Abnahme der kortikalen Synapsendichte (kortikokortikale Diskonnektion)
> - Neurofibrilläre Degeneration von kortikalen und hippocampalen Nervenzellen mit Auftreten intraneuronaler neurofibrillärer Bündel, die mit dem Auftreten und dem Schweregrad der Erkrankung korreliert. (Hauptbestandteil der Neurofibrillenbündel ist das mikrotubuli-assoziierte hyperphosphorylierte Tau-Protein)
> - extrazelluläre Amyloid-Plaques
> - Hirnatrophie mit ausgeprägter Verminderung großer pyramidaler Neuronenpopulationen, v. a. in den frontalen und temporoparietalen Kortexregionen, dem Hippocampus, dem Parahippocampus und der Regio enterorhinalis, subkortikale Degeneration des Nucleus basalis Meynert (→ cholinerges Defizit), der Raphekerne (serotonerges System) und im Locus coeruleus (noradrenerges System)

- ca. 30 % positive Familienanamnese

> **KLINIK**
>
> **Nur ein Teil der genetischen Untergruppe ist von einem der heute bekannten 3 genetisch-determinierten Alzheimer Demenz-Formen betroffen:**
>
> - Mutation des Presenilin-1-Gens auf Chromosom 14
> - Mutation des Presenilin-2-Gens auf Chromosom 1
> - Mutation des ⊠-Amyloid-Precursor-Protein-Gens auf Chromosom 21

Klinik progredienter Verlauf, 3 Stadien:

Stadium 1 leichte Ausprägung

- schwaches Erinnerungsvermögen für kurz zurückliegende Ereignisse
- gestörtes Erlernen neuer Informationen
- gestörtes Orientierungsvermögen in fremder Umgebung
- Wortfindungsstörungen, reduzierter Wortschatz, eingeschränktes Urteilsvermögen

Stadium 2 mittelschwere Ausprägung

- tiefgreifende Störung des Kurzzeitgedächtnisses
- beginnende Störung des Langzeitgedächtnisses

- Desorientierung auch in vertrauter Umgebung
- zunehmende Störung des Sprachverständnisses und des sprachlichen Ausdrucks, Apraxie
- Unruhe, Umherwandern, Aggressivität

Stadium 3

schwere Ausprägung

- schwerste Störung des Gedächtnisses und aller kognitiver Funktionen
- Echolalie (Kap. 1.2.5), Palilalie, Sprachverlust
- totale Pflegebedürftigkeit, Inkontinenz
- Ataxie, häufiges Fallen, Schluckstörungen, cerebrale Krampfanfälle

Diagnostik

- allgemeine Untersuchungen (siehe oben)

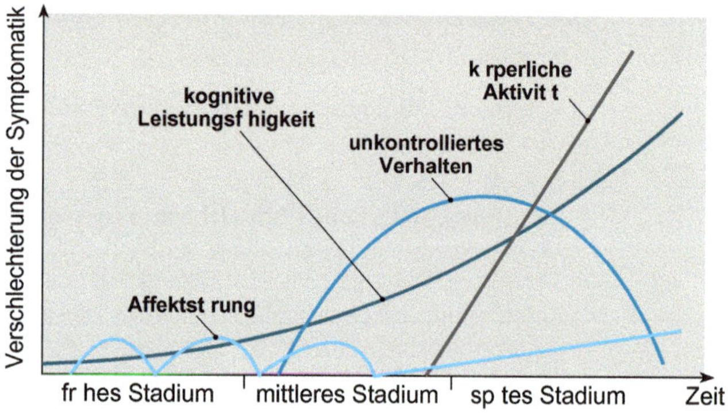

Abb. 4.2 Schematische Darstellung der Symptomentwicklung bei Alzheimer Demenz im Verlauf der Erkrankung (deutliche interindividuelle Unterschiede!)

- ein erhöhter Tau-Protein-Wert im Liquor ist trotz der mittlerweile verfeinerten Diagnostik nur ein unspezifischer biochemischer Marker

KLINIK

Entscheidend für die Diagnosestellung der Alzheimerschen Erkrankung in vivo ist der Ausschluss anderer Demenzformen, die definitive Diagnose kann erst post mortem durch die neuropathologische Beurteilung erfolgen.

Therapie

- allgemeine Maßnahmen, siehe oben
- Acetylcholinesterase-Hemmer bei leichter bis mittelschwerer Ausprägung (Kap. 3.1.1)
- Glutamatmodulatoren bei mittelschwerer bis schwerer Ausprägung (Kap. 3.1.1)

Vaskuläre Demenz (VD)

Definition

klinisches Syndrom mit erworbenen Beeinträchtigungen der intellektuellen Funktionen (s. o.), die im kausalen Zusammenhang mit Hirnschäden, auf dem Boden zerebrovaskulärer Erkrankungen, ausgelöst wurden

Epidemiologie

- Prävalenz: > 65 J.: 1–4%, > 75 J.: 2–8%, > 85 J.: 14%
- m≥w

Ätiologie

zerebrovaskuläre Vorerkrankungen, Risikofaktoren vaskulärer Erkrankungen

Klinik

- Symptome der Demenz, neurologische Defizite, motorische Defizite
- psychiatrische Symptome: plötzlicher Beginn der kognitiven Defizite (s. o.) mit fluktuierendem Verlauf und schubweiser Befundverschlechterung
- Episoden von Verwirrtheit und Affektinkontinenz bereits zu Beginn der Erkrankung

!!!!ABBILDUNG FEHLT!!!!

Abb. 4.3 cMR einer SAE

Therapie

- Behandlung der vaskulären Grunderkrankung, bzw. der vaskulären Risikofaktoren
- Sekundärprophylaxe vaskulärer Ereignisse

KLINIK

Nach aktueller Studienlage kann die Therapie mit Glutamatmodulatoren und Acetylcholinesterase-Hemmern bei leichten bis mittelschweren Formen der VD gleichermaßen empfohlen werden, keine der Substanzen hat aber die Zulassung in Deutschland für eine solche Behandlung.

Organisches amnestisches Syndrom

(syn.: nicht-alkoholbedingtes KORSAKOW-SYNDROM)

Definition

Unterform der Demenzen mit charakteristischer Kombination von massiver Verminderung von Merkfähigkeit und Kurzzeitgedächtnis (Langzeitgedächtnis meist nur gering beeinträchtigt) und erhaltenem Immediatgedächtnis, sowie der Konzentrationsfähigkeit im Mittelpunkt der Symptomatik.

KLINIK

Patienten können zwar neue Eindrücke unmittelbar wiedergeben, können aber neue Inhalte nicht oder nur sehr eingeschränkt lernen = **Sekundengedächtnis**.

Ätiologie

Funktionsausfälle dienzephaler und mediotemporaler Hirnstrukturen (v. a. Hippocampus), die auf dem Boden eines Hirninfarktes oder einer primären oder sekundären Hirnerkrankung (z. B.: Traumata, CO-Vergiftung, Virusinfektionen) entstanden sind.

Klinik

- weitgehend erhaltenes Langzeitgedächtnis
- anterograde Amnesie, Desorientierung zu Zeit, Ort und Situation (nicht zur Person) (Kap. 1.2.2)
- typisch: Konfabulationen (Kap. 1.2.3), zunehmender Mangel an Einsichtsfähigkeit
- keine Bewusstseinsstörung

Delir/Verwirrtheitszustand

Definition

ätiologisch unterschiedliche, aber psychopathologisch einheitliche Bilder mit einer Störung des Bewusstseins, der Auffassung, des Gedächtnisses, des Affekts, des Antriebs, des Denkens und der Wahrnehmung

KLINIK

ICD 10: **Delir:** deutlich weiter gefasstes ätiologisches Spektrum, als der traditionell Begriff des Delirs darstellte (v. a. Alkoholentzugsdelir).

Epidemiologie

bis zu 40% der hospitalisierten Patienten > 65 J. entwickeln im Verlauf ihres Krankenhausaufenthaltes ein Delir

KLINIK

Bei manchen Erkrankungen sind Delirien besonders häufig (Verbrennungen: 20–30%, AIDS: 30%, Herzchirurgische Eingriffe: 70%, Hüftgelenksoperationen nach Fraktur: 40–50%).

Ätiologie

- toxisch (mit oder ohne Entzug zentral wirkender Substanzen: Alkohol, Drogen, Sedativa, Antibiotika, Anticholinergika, Antidepressiva, β-Blocker, Corticosteroide)
- metabolisch (chronische Leber- und Niereninsuffizienz, Diabetes mellitus)
- Störungen des Elektrolyt- und Wasserhaushalts
- Vitaminmangel (z. B.: Vit-B1, Vit-B12, Folsäure)
- Infektionen (Enzephalitiden, Meningitiden, Malaria, Lues, AIDS, SLE,)
- kardio- und zerebrovaskuläre Erkrankungen (Embolien, Herzrhythmusstörungen, Insult, Blutung)
- neurologische Erkrankungen (SHT, Epilepsie, degenerative Erkrankungen, raumfordernde Prozesse, Hydrocephalus, Tumorerkrankungen)

! MERKE

Die klinische Diagnose eines Delirs erfordert **immer** eine intensive somatische Diagnostik.

Klinik

Beginn: meist **akut** (Stunden bis selten Tage), Verlauf: sehr **wechselnd** (oft nächtliche Verschlimmerung der Symptomatik)

- Störungen des Bewusstseins (qualitativ/quantitativ)
- Störungen von Auffassung und Gedächtnis (Verminderung von Konzentrationsfähigkeit, Merkfähigkeit, Kurzzeitgedächtnis)
- Störungen der Affektivität (Affektlabilität, Angst, Affektinkontinenz)
- Störungen des Antriebs (psychomotorische Unruhe im Wechsel mit Mutismus)
- Störungen des Denkens (z. B.: inkohärentes Denken)
- Störungen der Wahrnehmung (illusionäre Verkennungen, Halluzinationen, Wahneinfälle)
- Störungen des Vegetativums (Schlaf-Wach-Rhythmus, Tremor, Hyperhidrosis, Tachykardie, Hypertonie)

Diagnostik

- Anamnese, Fremdanamnese, körperliche Untersuchung
- Notfall, und bei Bedarf erweiterte Labordiagnostik
- EKG

- cCT, cMRT, EEG
- Liquoruntersuchung

Therapie

- Behandlung der zugrunde liegenden Krankheit
- internistische Basistherapie: Flüssigkeitszufuhr, Stabilisierung des Elektrolythaushalts, - des Blutzuckerspiegels, Herz- und Kreislaufüberwachung, Pneumonie- und Thromboseprophylaxe
- Verhinderung von Fremd- und Eigengefährdung (Sedierung, mechanische Beschränkungen)
- spezielle medikamentöse Therapie entsprechend der im Vordergrund stehenden Symptomatik:
  - psychotische Symptomatik: Haloperidol (Haldol®) 3 × 0,5–2(-5)mg/d, Risperidon (Risperdal®) 0,5–2mg/d
  - Schlafstörungen: Pipamperon (Dipiperon®) 3 × 20–40mg/d, Melperon (Eunerpan®) 3–4 × 25–50mg/d
  - Erregungszuständen: Haloperidol (Haldol®) 2–10mg, Diazepam (Valium®) 5–20mg

KLINIK

- Therapie des Alkoholentzugsdelirs: Störungen durch psychotrope Substanzen Kap 4.2.1
- Therapie des anticholinergen Delirs: Absetzen anticholinerger Substanzen, ultima ratio: Gabe von Physostigmin (0,5–2 mg i. v./i. m., ggf. Wiederholung nach 30 Min.), Cave: Kontraindikationen, Interaktionen!

4.1.2 Organische psychische Störungen 2. Ranges

Das klinische Erscheinungsbild entspricht anderen psychischen Störungen, die nicht primär als organisch bezeichnet werden. (Klassifikation organisch psychischer Störungen)

Einteilung

- organische Halluzinose
- organisch katatone Störung
- organisch wahnhafte (schizophreniforme) Störung
- organisch affektive Störungen
- organische Angststörung
- organisch dissoziative Störung
- organische emotional labile Störung
- leicht kognitive Störung
- organische Persönlichkeits- und Verhaltensstörungen

Organische Halluzinose

Diagnose nach ICD 10

- allgemeine Kriterien für die Annahme einer organischen Ätiologie (s. o.)
- ständige oder wiederkehrende Halluzinationen auf einem Sinnesgebiet (optische, akustische, taktile Halluzinationen, Kap. 1.2.9)
- keine Bewusstseinstörung oder Verwirrtheit
- keine schweren kognitiven Störungen

Ätiologie

besonders häufig durch:
- Temporallappenepilepsie
- Enzephalitis, Tumore, Traumata
- Medikamente (Antiparkinsonmedikation, Psychostimulantien)

Therapie

- Therapie der Grunderkrankung, falls möglich
- symptomatische Therapie mit Antipsychotika (z. B. Haloperidol (Haldol®)) initial: 2–6mg/d, bei Non-Response: 3 × 5mg/d, über mindestens 12 Wochen), ggf. Umstellung auf Clozapin (bis 600mg/d) (Kap. 3.1.1)
- bei Epilepsie: Kombination/Monotherapie mit Carbamazepin (Tegretal®)

Organisch katatone Störung

Diagnose nach ICD 10:

- allgemeine Kriterien für die Annahme einer organischen Ätiologie
- Stupor/Mutismus (Kap. 2.1.8)
- Erregungszustand (Kap. 5.3)
- Stupor/Mutismus und Erregungszustand im Wechsel

Ätiologie

besonders häufig durch:
- Enzephalitis
- CO-Vergiftung
- Parkinsonkrise
- Drogenintoxikation
- Antipsychotika-induziert

4

Therapie

- Behandlung der Ursachen
- symptomatische Therapie des Stupor/Mutismus mit Lorazepam (Tavor®) 2mg i. v., auch als Kurzinfusion; wenn möglich (Ätiologie) und notwendig ergänzt durch Haloperidol (Haldol®) 3 × 1–2mg/d
- symptomatische Therapie des Erregungszustands: Kap. 5

Organisch wahnhafte (schizophreniforme) Störung

Diagnose nach ICD 10

- allgemeine Kriterien für die Annahme einer organischen Ätiologie
- Wahn (Kap. 1.2.7) in jeder Form als beherrschendes Symptom
- keine Bewusstseinstörung oder Verwirrtheit
- keine schweren kognitiven Störungen

Ätiologie

besonders häufig durch:
- Temporallappenepilepsie
- direkte Schädigung des Temporallappens durch Traumata oder Enzephalitiden
- chronischer Missbrauch von Psychostimulantien

Therapie

organische Halluzinose

Organisch affektive Störungen

Diagnose nach ICD 10

- allgemeine Kriterien für die Annahme einer organischen Ätiologie
- Kriterien für eine affektive Störung (Kap. 4.4) müssen erfüllt sein

Ätiologie

besonders häufig durch

- Substanzmissbrauch
- Morbus Parkinson und verwandte Syndrome
- Alzheimersche Krankheit, vaskuläre Demenz
- Hypo- und Hyperthyreose, Hypercortisolismus
- Epilepsien
- Infektionserkrankungen(Influenza, chronische virale Infektionen)
- bei Frauen: Hormonänderungen: Antikonzeptiva, Menopause;
- bei Männern: Testosteronmangel ab dem ca. 40 Lj.
- Multiple Sklerose

Therapie

Grundregeln der medikamentösen Depressions- und Maniebehandlung, mit folgenden Einschränkungen:
- Antidepressiva (AD), möglichst SSRI oder anderes nebenwirkungsarmes AD, keine TZA (Kap. 3.1.1)
- Antimanisch eher mit niedrigen Antipsychotikadosierungen, ggf. Lithium

Organische Angststörung

Diagnose nach ICD 10

- allgemeine Kriterien für die Annahme einer organischen Ätiologie
- Kriterien für eine Panikstörung (Kap. 4.6) oder eine generalisierte Angststörung (Kap. 4.6) müssen erfüllt sein

Ätiologie

besonders häufig durch:
- Temporallappenepilepsie
- Hypo- und Hyperthyreose
- Phäochromozytom
- bei Frauen: hormonelle Störungen

Therapie

- Behandlung der Ursachen
- Grundregeln der medikamentösen Angstbehandlung

Organisch dissoziative Störung

Diagnose nach ICD 10

- allgemeine Kriterien für die Annahme einer organischen Ätiologie
- Kriterien für eine dissoziative (Kap. 4.8) Störung müssen erfüllt sein (meist hysteriforme Störungen)
- sollte nicht zusammen mit anderen organisch psychischen Störungen diagnostiziert werden

Ätiologie

besonders häufig durch:
- Porphyrie
- Enzephalitis
- Epilepsien

Therapie

Behandlung der Ursachen

Organische emotional labile Störung

Diagnose nach ICD 10

- allgemeine Kriterien für die Annahme einer organischen Ätiologie
- das klinische Bild wird durch Affektlabilität (Kap. 1.2.4) bestimmt

- es bestehen verschiedene unangenehme körperliche Empfindungen wie Schwindel, akute oder chronische Schmerzen.

Ätiologie

besonders häufig durch:
- zerebrovaskuläre Erkrankungen
- arterieller Hypertonus

Therapie

- Behandlung der Ursachen
- ggf. symptomatische Behandlung wie bei den organisch affektiven Störungen (Kap. 4.4)

Leichte kognitive Störung

Diagnose nach ICD 10

- Klagen über Gedächtnisstörungen, Vergesslichkeit, Lern- oder Konzentrationsstörungen
- Abweichungen oder Abbau der Leistungen in neuropsychologischen Test
- Symptome erlauben nicht die Diagnose einer Demenz, eines Delirs, oder organisch amnestischen Syndroms (s.o.)

Ätiologie

unklar

Therapie

nicht-medikamentöse Behandlung der Demenz (s.o.)

Organische Persönlichkeits- und Verhaltensstörungen

Diagnose nach ICD 10

- allgemeine Kriterien für die Annahme einer organischen Ätiologie (s. o.)
- keine Bewusstseinstörung oder Verwirrtheit
- keine schweren kognitiven Störungen
- mindestens 3 der folgenden Merkmale müssen über mindestens 6 Monate bestehen:
  - reduzierte Fähigkeit, zielgerichtete Aktivitäten durchzuhalten
  - mindestens eine der folgenden affektiven Veränderungen (emotionale Labilität, Euphorie und flache, situationsinadäquate Scherzhaftigkeit, Reizbarkeit, Apathie)
  - ungehemmte Äußerung von Bedürfnissen, ohne Berücksichtigung von Konsequenzen und sozialen Konventionen
  - kognitive Störungen mit zunehmender Rigidität im Denken und ausgeprägtem Misstrauen / Auftreten paranoider Ideen
  - Veränderung der Sprachproduktion und des Sprachflusses
  - verändertes Sexualverhalten

Ätiologie

besonders häufig durch:
- Schädigung des Frontalhirns
- Temporallappenepilepsie

Therapie

ggf. medikamentöser Therapieversuch mit Carbamazepin (Kap. 3.1.1)

4.2 Störungen durch psychotrope Substanzen

Störungen durch psychotrope Substanzen könnten grundsätzlich den organischen psychischen Störungen 2. Ranges (Kap. 4.1.2) zugeordnet werden, da alle zugeführten Substanzen die Hirnfunktionen verändern.

Klassifikation: nach hervorgerufenem Erscheinungsbild • nach Art und Typ der hauptsächlich konsumierten Substanz
Terminologie: akute Intoxikation • Abusus • Abhängigkeit • Entzugssyndrom • Delir • psychotische Störung • amnestisches Syndrom • Persönlichkeitsstörung • Demenz

Klassifikation nach ICD-10

nach hervorgerufenem Erscheinungsbild
- akute Intoxikation
- Abusus (schädlicher Gebrauch)
- Abhängigkeit (Sucht)
- Entzugssyndrom
- Entzugssyndrom mit Delir
- psychotische Störung
- amnestisches Syndrom
- Restzustände
  - Persönlichkeitsstörung
  - Demenz

nach Art und Typ der hauptsächlich konsumierten Substanzen
- Alkohol
- Drogen
  - Opioide
  - Cannabinoide
  - Kokain und andere Stimulantien (Amphetamine)
  - Halluzinogene
- Medikamente

Sedativa oder Hypnotika

Terminologie

akute Intoxikation

- akute reversible organische Psychose
- meist eindeutige Korrelation zwischen der Schwere der Intoxikation und der aufgenommenen Menge der Substanz
- körperliche Symptomatik: vegetative Symptome (Miosis, Mydriasis, Kreislaufdysregulation, Tachykardie, Hyper- oder Hypothermie, Hyperhidrosis)
- auch: cerebrale Krampfanfälle, Atemdepression, Ataxie, verwaschene Sprache
- psychische Symptome: Sedierung, Agitiertheit, Erregungszustand, Depressivität, Euphorie, Enthemmung, Kritiklosigkeit

schädlicher Gebrauch (Abusus)

Substanzkonsumverhalten, das zum Auftreten körperlicher oder psychischer Schäden führt, ohne dass die Kriterien für eine Abhängigkeit/Sucht erfüllt sind.

Abhängigkeit/Sucht

- mehr als 3 der folgenden Kriterien innerhalb des letzten Jahres über einen Zeitraum von mindestens 1 Monat:
- starkes Verlangen/Zwang, die Substanz zu konsumieren
- verminderte Kontrolle über den Substanzgebrauch (Beginn, Beendigung, Menge)
- körperliches Entzugssyndrom beim Reduzieren oder Weglassen der Substanz

- Toleranzentwicklung gegenüber den Substanzeffekten
- Einengung auf den Substanzgebrauch
- anhaltender Substanzgebrauch, trotz eindeutig schädlicher körperlicher Folgen

psychische Abhängigkeit
- Symptom des „starken Verlangens“ nach der Substanz („Craving“)
- Gefühl des nicht-aufhören-könnens
- positive Gefühle nur mit der Substanz
- Auftreten von Angst und Unwohlsein bei Karenz

physische Abhängigkeit
- Auftreten einer Gewöhnung (Toleranzentwicklung) an die Substanz
- Auftreten eines Entzugssyndroms (körperliche und psychische Symptome) beim Weglassen der Substanz

Entzugssyndrom

psychische Entzugssymptome
- Schlaflosigkeit
- Übererregbarkeit, Nervosität, innere und psychomotorische Unruhe
- Craving
- deprimiert-ängstlicher Affekt mit Panikattacken
- Störungen der Konzentrationsfähigkeit und der Auffassung

physische Entzugssymptome
- Tremor
- Hyperhidrosis
- Tachykardie, Hypo-, Hypertonus
- cerebrale Krampfanfälle
- Delir (unten)

Delir

- psychopathologisch einheitliches Zustandsbild
- Störung des Bewusstseins, der Auffassung, des Gedächtnisses, des Affekts, des Antriebs, des Denkens und der Wahrnehmung, im Bereich der Störungen durch psychotrope Substanzen kombiniert mit einem meist schweren physischem Entzugssyndrom
- Zusatzbedingung: Substanzmissbrauch zur Zeit, oder wenige Tage vor dem Auftreten des Delirs (Kontinuitätsdelir, bzw. Alkoholentzugsdelir, s.u.)

psychotische Störung

- isoliert halluzinatorischen, bzw. wahnhaften Störungen (meist durch Alkohol)
- komplexe, teilweise schizophrenie-ähnliche Syndromkomplexe (z.B. durch Cannabinoide, Amphetamine)

amnestisches Syndrom

- Unterform der Demenz
- charakteristische Kombination von massiver Verminderung von Merkfähigkeit und Kurzzeitgedächtnis (Langzeitgedächtnis meist nur gering beeinträchtigt) und erhaltenem Immediatgedächtnis
- Verminderung der Konzentrationsfähigkeit
- organische psychische Störungen (Kap. 4.1)
- Zusatzbedingung: Substanzmissbrauch zur Zeit, oder über einen langen Zeitraum vor dem Auftreten des amnestischen Syndroms

Persönlichkeitsstörung

- Veränderungen/Vergröberungen der prämorbiden Persönlichkeitszüge
- Verflachung des Affektes
- kausaler Zusammenhang mit einem oft langjährigen Substanzmissbrauch

Demenz

- erworbene Beeinträchtigung kognitiver Fähigkeiten (Gedächtnis, Verminderung der Urteilsfähigkeit und des Denkvermögen) mit Beeinträchtigung der Aktivitäten des täglichen Lebens, durchgehend symptomatisch über einen Zeitraum von mindestens 6 Monaten
- Kap. 4.1

4.2.1 Störungen durch Alkohol

Epidemiologie: Prävalenz: Abusus 4% • Abhängigkeit: 3%
Ätiologie: multifaktoriell
Systematik: Alkoholikertypen nach Jellinek • - nach Cloninger
Klinik: Intoxikation • Abusus • Abhängigkeit mit Folgeerkrankungen • Entzugssyndrom • Delir • Demenz
Therapie: Kontakt • Entgiftung • Entwöhnung • Nachsorge
Prognose: Rezidivquote nach 5 Jahren: ≈ 50%

Epidemiologie

Prävalenz (ungefähre Angaben):
- Punktprävalenz:
  - riskanter Alkoholkonsum: bis zu 16%
  - Abusus: 4%
  - Abhängigkeit/Sucht: 3%
- Lebenszeitprävalenz: Abhängigkeit/Sucht: 5–15%
- Männer sind häufiger alkoholabhängig als Frauen (= ca. 5% der erwachsenen Männer und 2% der Frauen in der deutschen Bevölkerung), Frauen entwickeln schneller eine Abhängigkeit, haben höhere Blutalkoholspiegel und mehr körperliche Folgeerscheinungen.
- Anteil der alkoholismusgefährdeten Jugendlichen: ca. 6%
- 2006: 1,6 Millionen Menschen in Deutschland alkoholabhängig

Ätiologie
multifaktoriell

genetische Faktoren (3–4fach erhöhtes Risiko als Kind eines/r Alkoholabhängigen)
- vermutliche Vererbung besonderer Risikofaktoren (bestimmte Persönlichkeitszüge, erhöhtes Stimulationsbedürfnis, unterschiedliche Verträglichkeit von Alkohol)

neurobiologische Faktoren:
- Agonismus am $GABA_A$ Rezeptor (Anxiolyse)
- vermehrte Dopamin Freisetzung (Aktivierung, Euphorie)
- Antagonismus am NMDA Rezeptor
- durch Adaptation der Systeme entstehen Mechanismen, die die Wirkung der Substanz entgegengesetzt sind: das führt zu Toleranzentwicklung und Dosissteigerung, bei Abstinenz aber auch zu Entzugssymptomen.
- soziale und individuelle Faktoren:
  - Permissivkulturen erhöhen die Gefahr prädisponierter Personen, süchtig zu werden
  - anhaltende psychosoziale Belastungssituationen

Systematik
Alkoholikertypen

Tab. 4.1 Alkoholikertypen nach Jellinek bzw. nach Cloninger

	Kennzeichen der Sucht	Art der Abhängigkeit
Alkoholiker-Typus (Jellinek)		
Alpha-Typ, ca. 5% (Konflikttrinker)	• undiszipliniertes Trinken bei starken Belastungen • kein Kontrollverlust	• keine
Beta-Typ, ca. 5% (Gelegenheitstrinker)	• übermäßiger Alkoholkonsum bei sozialen Anlässen	• Sucht bei häufigen Anlässen möglich (soziokulturell unterschiedlich)
Gamma-Typ, ca. 65% (süchtiger Trinker)	• Trinken bis zum Rauschzustand • nach Beginn des Trinkens, Kontrollverlust • lange Fähigkeit zu Abstinenzzeiten	• zunächst psychisch, dann oft auch physisch abhängig
Delta-Typ, ca. 20% (Spiegeltrinker)	• gleichmäßige Aufnahme größerer Mengen von Alkohol über den ganzen Tag verteilt, keine Abstinenzzeiten	• physisch
Epsilon-Typ, ca. 5% („Quartalstrinker")	• episodischer, massiver Alkoholkonsum	• keine
Alkoholiker-Typus (Cloninger)		
Typ I	• später Beginn, kaum familiäre Belastungen • keine Geschlechtspräferenz • bessere Prognose	• psychisch oder physisch
Typ II	• Beginn vor dem 25. LJ. • erhöhte familiäre Belastung • häufiger Männer • häufiger dissoziale Persönlichkeitsanteile, • schlechtere Prognose	• psychisch oder physisch

Klinik

Intoxikation

Definition

s.o.

Klinik

- Symptome alterieren sehr in Abhängigkeit von Gewöhnung und konstitutionellen Faktoren des Individuums
- alkoholgewöhnten Personen: Symptome treten deutlich später auf (durchaus Auswirkungen auf mögliche forensische Bewertungen)

! MERKE

Die Auffassung, dass ab einer Alkoholkonzentration von > 2,0 ‰ die Steuerungsfähigkeit erheblich eingeschränkt, und ab einer Konzentration von >3,0 ‰ ganz aufgehoben ist, ist also nicht als absolut anzusehen.

KLINIK

Trotz ggf. eindeutiger Anamnese, unbedingt differentialdiagnostisch SHT, Hypoglykämie, bzw. andere neurologisch/internistische Erkrankungen abklären!

Therapie

- falls möglich: „ausschlafen lassen",
- bei „schwerem Rausch" immer wieder wecken, um ggf. eine quantitative Bewusstseinsstörung zu erkennen
- im schweren Erregungszustand: Haloperidol (Haldol®) 5–10mg oral oder i. m.

4

Tab. 4.2 Dosis-Wirkung-Beziehung bei nicht alkoholgewöhnten Konsumenten

Promillegrenzen / Rauschsyndrome	Symptomatik
ab 0,3 ‰ „erste Symptome"	gesteigertes, subjektives Leistungsgefühl, Euphorisierung, Enthemmung, Rededrang, verminderte Selbstkritik, Reaktionsverlangsamung
0,8–1,2 ‰ „Angetrunkenheit"	zusätzlich erste Veränderungen im Lagegefühl, des Gleichgewichts und der Feinmotorik
1,2–1,6 ‰ „leichter Rausch"	ausgeprägte Enthemmung mit situativen Verkennungen und Fehlinterpretationen, ataktisches Gangbild, lallende Sprache, Reaktionsfähigkeit und Aufmerksamkeit erheblich eingeschränkt
1,6–2,0 ‰ „mittelschwerer Rausch"	Verstärkung der o. g. Symptomatik
> 2,0 ‰ „schwerer Rausch"	mögliches Umschlagen von Euphorie in Depressivität oder Aggressivität, zunehmender Übergang in Schwerbesinnlichkeit bis Somnolenz
beim „komplizierten Rausch" (zusätzlich zu den o. g. Symptomen) treten auf:	Erregungszustände, delirante Syndrome, Dämmerzustände, kognitive Defizite, schwerste depressive Einbrüche mit Suizidalität
„pathologischer Rausch" (selbst bei geringsten Dosierungen treten massive, aber persönlichkeitsfremde Symptome auf):	Dämmerzustand, hochgradiger Erregungszustand mit starker Wut, Angst, Triebentladungen mit teilweise massivster Gewalttätigkeit. → Syndrom endet mit Schlaf und anschließender Amnesie

Abusus

Definition

s.o.

> **! MERKE**
> Oft liegt einem Abusus eine andere psychische Störung zugrunde. Häufige Beispiele sind: Depressionen, Angsterkrankungen, hyperkinetische Störung

Differentialdiagnose

Entwicklung einer psychiatrische Störung/Erkrankung vor, oder erst im Verlauf des abusanten Trinkverhaltens (→ Folgeerkrankung)

Therapie

- psychotherapeutische Entwöhnungsbehandlung (ambulant oder stationär) Abhängigkeit (s.u.)
- ggf. Behandlung der primären psychiatrischen Erkrankung/Störung

Abhängigkeit

Definition

s.o.

Phasen

- Alkoholabhängigkeit: entwickelt sich langsam
- abusantes Verhalten → Gewöhnung (psychisch, dann physisch), mit einhergehender Dosissteigerung
- Übergang zur Abhängigkeit
- körperliche und seelische Störungen halten die Sucht aufrecht
- Probleme, Menge des konsumierten Alkohols und dessen Auswirkungen werden dissimuliert oder ganz geleugnet

4

Tab. 4.3 Phasen der Abhängigkeit

Phasen der Abhängigkeit	Trinkverhalten
präalkoholische Phase	Trinken, um sich Erleichterung zu verschaffen, Spannungen zu reduzieren, „um der Wirkung willen", allmähliche Dosissteigerung
Prodromalphase	nach geringen Mengen, erste „Blackouts", Dissimulieren des Themas Alkohol, heimliches und morgendliches Trinken
kritische Phase	Kontrollverlust, häufige Rauschzustände, Abstinenzunfähigkeit, „Craving", scheiternde Abstinenzversuche, Beginn psychosozialer Komplikationen
chronische Phase	mehrtägige Intoxikationen, gegen Entzugssymptome wird „angetrunken", schwere körperliche Abhängigkeit mit Folgeerkrankungen, Toleranzverlust, Alkohol wird zum zentralen Lebensinhalt mit ausgeprägten psychosozialen Folgen.

Diagnostik

KLINIK

Körperliche Folgeerkrankungen können richtungsweisend sein. Die Alkoholabhängigkeit wird aber auch in der Folge eines primär somatisch-chirurgischen Eingriffs festgestellt, bei dem klinische Entzugssyndrome, bis hin zum Delir peri- bzw. postoperativ auftreten und den Behandlungsverlauf massiv verkomplizieren.

Anamnese und Screeningtests

z.B. MALT (Münchner Alkoholismus Test – Selbst- und Fremdbeurteilungsteil), aufgrund der Bagatellisierungstendenzen der Betroffenen oft nicht eindeutig

körperliche Untersuchung

- typische **körperliche Folgeerkrankungen** des Alkoholismus:
  - allgemein: reduzierter Allgemein- und Ernährungszustand
  - Inappetenz, ungewollte Gewichtsreduktion, Malabsorption, Vitaminmangel
  - Hautzeichen: Teleangiektasien, Gesichtsrötungen („rote Nase"), Spider-Nävi
  - neurologisch: Polyneuropathien, Muskelatrophien, z. B. der Waden, cerebrale Krampanfälle, Wernicke-Korsakow-Syndrom, äthyltoxische Demenz, Kleinhirnatrophie
  - gastrointestinal: Erbrechen, Durchfälle, Gastritis, Mallory-Weiss-Syndrom, Ösophagusvarizen, Magen- und Darmulzera, -blutungen, Pankreatitis
  - Leberstörungen: Fettleber, alkoholische Hepatitis, Leberzirrhose
  - endokrin: erhöhter Östrogenspiegel, erniedrigter Testosteronspiegel, Hodenatrophie,

auffällige Laborparameter

- Gamma GT: bei 70-80% aller Alkoholiker erhöht,
- MCV: bei 2/3 der Alkoholiker erhöht
- CDT (=Carbo-Deficient-Transferrin) spezifischster Marker für erhöhten Alkoholkonsum in den vorherigen 14 Tagen

Entzugssyndrom

KLINIK

einfaches Entzugssyndrom:
- vegetative Symptome: Schwitzen, Tremor
- Kreislauf/Atmung: Hypertonie, Tachykardie, Tachypnoe
- gastrointestinale Symptome: Übelkeit, Erbrechen, Diarrhöe
- ZNS-Symptome: Schlaflosigkeit, innere Unruhe, Angst- und Schreckhaftigkeit, Antriebssteigerung, Konzentrationsstörungen
- Therapie:

- medikamentöse Behandlung der Alkoholabhängigkeit (s.o.)
- **kompliziertes Entzugssyndrom:**
- einfaches Entzugssyndrom plus
- generalisierte Karmpfanfälle und/oder gesteigerte Empfindlichkeit für optische und akustische Reize, ggf. flüchtige Halluzinationen, illusionären Verkennungen (bei erhaltender Distanzierungsfähigkeit
- Therapie:
- Akutbehandlung des Krampfanfalls: Crashkurs Neurologie
- Prophylaxe des Krampfanfalls bei Alkoholentzugssyndrom: unter suffizienter Clomethiazolgabe ist meist kein zusätzliches Antikonvulsivum notwendig, bei bekannten symptomatischen Krampfanfällen wird aber die prophylaktische Gabe von Carbamazepin, bis zu 1200mg/d empfohlen, ggf. rasches Aufdosieren mit Suspension (Cave: Nebenwirkungen).

Delir

Definition

s.o.

Klinik

- **Alkoholdelir:** bei ca. 5% der Betroffenen mit einfachen Entzugssyndromen, bei ca. 15 % der schwer Alkoholabhängigen
- unbehandelt: Mortalität von 25%
- schwere Folgestörungen: Korsakow-Syndrom und die Wernicke-Enzephalopathie
- Dauer: 3–5 Tage (max. 3 Wochen), entwickelt sich aus einem Entzugssyndrom heraus, bei bis zu 50% geht ein symptomatischer Krampfanfall voraus
- **2 Formen:**
  - **Kontinuitätsdelir:** aus dem fortlaufenden trinken heraus (selten)
  - **Entzugsdelir:** entwickelt sich ca. 24–72 Stunden nach Weglassen des Alkohols (häufiger)

KLINIK

typische Symptome des Alkoholdelirs (Delirium tremens):
- Bewusstseinstrübung, Desorientiertheit (örtlich, situativ)
- ausgeprägtes vegetatives Entzugssyndrom
- nesteln, motorische Unruhe
- erhöhte Suggestibilität (imaginäres „Fäden ziehen")
- situative und personelle Verkennungen
- optische Halluzinationen („weiße Mäuse", „Spinnen", „Käfer")
- paranoides Erleben

Therapie

- **Clomethiazol (Distraneurin®)**: initial 2–4 Kps. (=1–2g), dann 2 stdl. 2 Kps. (max. 10g/d); ggf. ergänzt durch Haloperidol (Haldol®) 5–10 mg bei Therapieresistenz
- alternativ (bei Unverträglichkeit auf Clomethiazol, oder bei zuvor parallelem BZD-Konsum): hoch dosiert **Diazepam (Valium®)** (10–20mg oral, Wiederholung nach 1 Std., danach alle 4–6 Std.) – in Deutschland aber dafür nicht zugelassen.
- zusätzlich:
  - Flüssigkeits- und Elektrolytsubstitution (v. a. Kalium)
  - Magenschutz

- Vitamin-B-Substitution (Cave: keine Glukosegabe vor Vitamin-B1 Substitution→Wernicke Enzephalopathie)
- Clonidingabe zur Beherrschung vegetativer Symptomatik

psychotische Störungen

Definition

s.o.

Formen

- **Alkoholhalluzinose**
- alkoholbedingte wahnhafte Störung

KLINIK

Die Klinik entspricht der organischen Halluzinose, bzw. der organischen wahnhaften Störung (Kap. 4.1). Zusatzbedingung ist der langjährige Substanzmissbrauch zur Zeit des Auftretens der Symptomatik.

Alkoholhalluzinose

- entsteht bei langjährigem massivem Alkoholkonsum
- ungestörtes Bewusstsein
- über Wochen, Monate anhaltende Gehörhalluzinationen (dialogisierende oder kommentierende, teilweise beschimpfende Stimmen)
- ängstlich-depressive Grundstimmung
- gelegentlich Wahneinfälle

alkoholbedingte wahnhafte Störung

- oft Wahnbildungen ohne Halluzinationen
- meist: alkoholischer Eifersuchtswahn

Differentialdiagnose

- atypische Delirien
- Doppeldiagnose Schizophrenie und Sucht

Therapie

- Abstinenz!
- ggf. Entzugsbehandlung notwendig
- selten primär medikamentöse Behandlung wie organische Halluzinose oder organisch wahnhafte Störung (Kap. 4.1.2)

amnestisches Syndrom

(früher Synonym: Korsakow-Syndrom)

Definition

s.o.

Klinik

Das klinische Bild entspricht dem organischem amnestischen Syndrom (Kap. 4.1.1) , entsteht meist im Anschluss an ein Entzugsdelir oder eine Wernicke-Encephalopathie (s.u.), kann sich in Einzelfällen aber auch ohne Vorerkrankung bilden.

Trias:

- Desorientiertheit zu Zeit und Ort (selten zur Person)
- Merkfähigkeitsstörung
- Konfabulationen
- bei alkoholbedingter Genese teilweise rückbildungsfähig, oft entsteht eine Chronifizierung

KLINIK

Wernicke-Enzephalopathie

Definition

schwerste, häufig tödliche, Alkoholfolgeerkrankung, bei bis zu 10% aller Langzeit-Abhängigen auftretend.

KLINIK

Klinik

- Bewusstseinstrübung
- Symptome eines Alkoholentzugsdelirs
- **neurologische Symptome** (pathologischer Nystagmus, Augenmuskellähmungen (v. a. Abduzensparese), Pupillenstörungen, Ataxie)

KLINIK

Ursache

- Vitamin-B1-Mangel in Verbindung mit einem (genetischen) Transketolasemangel, dem notwendigen Thiaminstoffwechselenzym.
- Therapie der Wahl
- Thiaminsubstitution: 100mg/d (50mg i. v., 50mg i. m.), im Verlauf auch orale Gabe möglich
- intensivmedizinische Versorgung

Persönlichkeitsstörung

Definition s.o.

Klinik Das klinische Bild entspricht dem der organischen Persönlichkeitsstörung (Kap. 4.1.2). Zusätzliches diagnostisches Kriterium ist der langjährige Substanzmissbrauch.

Bei Abstinenz kann sich ein Teil der Symptomatik für Monate/Jahre zurückbilden, ansonsten gibt es keine spezifische Behandlung.

Klinik **psychotherapeutische und soziotherapeutische Behandlungsmaßnahmen medikamentöse Therapie der Alkoholerkrankung**

Tab. 4.4 Vier Phasen der Suchtbehandlung

Phasen der Suchtbehandlung	therapeutische Interventionen
Kontaktphase	Information Beratung Motivierung des Betroffenen durch Hausarzt, Betriebsarzt, Selbsthilfegruppen, Sozialpsychiatrische Dienste, Suchtberatungsstellen
Entgiftungsphase	Körperliche Entgiftung, mit medikamentöser Unterstützung (siehe unten) in der Regel stationär-psychiatrische Behandlung für 1–2 Wochen je nach Schwere des Entzugssyndroms Möglichst: Abstinenzmotivation steigern, Psychoedukation und Änderungsperspektiven aufzeigen
Entwöhnungsphase	Erreichen psychischer Unabhängigkeit vom Suchtstoff, Stabilisierung des psychosozialen Umfeldes Durchführung: ambulant in spezialisierten Zentren, oder stationär (1½–4 Monate) in Spezialkliniken
Nachsorgephase	Rehabilitation in möglichst vielen Lebensbereichen: Arbeit, Alltag, Freundeskreis Begleitung durch Einzeltherapien, Selbsthilfegruppen und Suchtberatungsstellen, aber auch in Wohnheimen und -gruppen

Entgiftungsphase

beim Auftreten einfacher körperlicher Entzugssymptome (siehe unten):

- **Medikament der 1. Wahl**: Clomethiazol (Distraneurin®) 1–2 Kapseln alle 2–4 Stunden, max. 20Kps./d., Gabe erst wenn Alkoholkonzentration ≤ 1 ‰ **alternativ**: Diazepam (Valium®) 5–10mg, einmalig nach 1. Stunde wiederholen, danach alle 4–6 Stunden
- zusätzliche symptomatische Medikation mit Catapressan® 75–150mg, und/oder Betablocker, z. B. Beloc zok® 47,5mg/95mg, Vitamin-B_1 Präparate zur Vermeidung schwerer Komplikationen (Wernicke Enzephalopathie), Magenschutzpräparate bei bekannten gastrointestinalen Erkrankungen.

Entwöhnungs- und Nachsorgephase

- „**Anti-Craving-Substanz**“: Acamprosat (Campral®) 6Tabl./d bei Personen > 60Kg KG, darunter 4 Tabl./d, über 6–12 Monate, nach der Entgiftung, nur bei Abstinenz
- „**Aversivbehandlung**“ mit Disulfiram (Antabus®): täglich kontrollierte Ausgabe bei motivierten, kooperativen und psychosozial integrierten Betroffenen.

KLINIK

Bei begleitendem Alkoholkonsum kommt es durch die Hemmung der Aldehyddehydrogenase zu starker Angst, Schwindel mit Erbrechen und Schmerzen. (Cave: tödliche Disulfiram-Alkoholreaktion möglich!)

Prognose

- beste Ergebnisse durch Verzahnung der 4 Phasen der Suchtbehandlung, unter engmaschiger Begleitung von Suchtberatungsstellen
- hohe Rückfallrate
- ca. 65% der Absolventen einer Entwöhnungsphase sind nach 1 Jahr noch abstinent, nach 5 Jahren noch ca. 50%
- Abbruchrate in den Entwöhnungskliniken: ca. 50%

KLINIK

Bei der diagnostizierten Abhängigkeitserkrankung kann das sog. „kontrollierte Trinken" nicht das Abstinenzziel ablösen! Bei Alkoholgefährdung und Alkoholabusus kann es zumindest versucht werden.

4.2.2 Störungen durch Drogen

Störungen durch Opioide

Definition

Epidemiologie: Lebenszeitprävalenz: 2% • Drogentote
Ätiologie: multifaktoriell
Klinik: Intoxikation • Abhängigkeit mit Folgeerkrankungen • Entzugssyndrom
Therapie: Kontakt • Entgiftung • Entwöhnung • Substitution • Nachsorge

Definition

Der an den Opiatrezeptoren ausgelöste agonistische Effekt der Opioide gleicht dem der sogenannten Endorphine, die neben dem Dopamin die hauptsächlichen Transmitter im menschlichen Belohnungssystem darstellen. Morphin, Heroin und Dihydrocodein sind die häufigsten missbräuchlich genutzten Substanzen. Aktuell wird das starke, aber nicht BtM-pflichtige, opiathaltige Analgetikum Tilidin (z.B. Valoron®) missbraucht, um bei Schlägereien möglichst schmerzunempfindlich zu sein.

Epidemiologie

- Lebenszeitprävalenz des regelmäßigen Konsums: ca. 2%
- 2006 waren ca. 140.000 Menschen Opiatabhängig, der überwiegende Teil davon Heroinabhängig
- auch wenn die jährliche Zahl der Drogentoten kontinuierlich zurückgeht (2006: 1296 Tote), so besteht auch bei diesen Zahlen ein deutliches Übergewicht des durch Opiate verursachten Ablebens.

Ätiologie
multifaktoriell:

- genetische Faktoren bei der Übertragbarkeit der Suchtprädisposition gelten auch hier als gesichert
- neurobiologische Faktoren:
  - Agonismus an den μ-Opiat-Rezeptoren
  - vermehrte Endorphin Freisetzung (Euphorie)
  - durch Adaptation des Systems entsteht eine zunehmende Toleranzentwicklung bezüglich der euphorisierenden Wirkung, bei Abstinenz bestehen aber massive Entzugssymptome, selbst bei kleinen Dosierungen.
- soziale und individuelle Faktoren:
  - anhaltende psychosoziale Belastungssituationen
  - Verfügbarkeit des Suchtstoffs

Klinik
akute Intoxikation

Tab. 4.5 Symptomatik des Opiatrausches

psychische Symptome	physische Symptome
initial erwünschte Euphorie, dann Entspannung, Sedierung, „Versinken", teilweise auch Apathie, Dysphorie, Depression, bis hin zur Verwirrtheit	Miosis, Atemdepression, Hypotonie, Bradykardie, Hypothermie, Übelkeit, Erbrechen, Atemdepression, Bewusstlosigkeit, Krampfanfälle

Anhängigkeit mit Folgeerkrankungen

- sehr rasch starke psychische und physische Abhängigkeit (Kriterien: siehe oben). Heroin kann bereits nach dem 2. Konsum zur Abhängigkeit geführt haben.
- Heroin überwiegend i. v. appliziert: Gefahr der Überdosierung („goldener Schuss"), erhebliche Infektionsgefahr beim mehrfachen Gebrauch der Nadel durch mehrere Abhängige (HIV, Hepatitiden)
- Darüber hinaus werden Opiate inhalativ (Heroin auf einer Aluminiumfolie), intranasal und oral (Codein, Methadon, etc.) konsumiert.
- lebensbedrohliche Infektionsrisiken
- erhebliche Gesundheitseinschränkungen, hauptsächlich durch die konsumierenden körperlichen Folgen der Fixierung des Lebens auf den Suchtstoff. Schwer abhängige, nicht erreichte Patienten sind oft kachektisch, leiden unter Mangelerscheinungen der Malnutrition, haben häufig Abszesse, etc.
- „niedrigschwellige" Drogenarbeit in der Kontaktphase: wichtigste Unterstützung der Erkrankten

Entzugssyndrom

- Beginn: ca. 4 Std. nach der letzten Opiatzuführung („turkey schieben")
- Maximum: nach ca. 2 Tagen
- Dauer: bis zu 2 Wochen
- psychische Symptome:

- „Craving“ (=Suchtdruck)
- Depression
- Schlafstörungen
- Angst, Dysphorie, Gereiztheit
- innere Unruhe

- physische Symptome:
  - Übelkeit, Erbrechen, Diarrhöe
  - Muskelschmerzen und Muskelkrämpfe (auch intestinal)
  - Zittern, Schwitzen, Fieber
  - Mydriasis
  - Rhinorrhoe, Tränenfluss,
  - Hypertonus, Tachykardie, Hyperventilation

Therapie

Akuttherapie (nur in Notfällen) : i. v. Gabe des Opiatantagonisten Naloxon (Narcanti®)

Opiatabhängigkeit

entsprechend dem 4-Phasen-Schema bei der Alkoholabhängigkeit, ergänzt durch die Substitutionsbehandlung mit Opiatagonisten

(bei Therapieresistenz nach der Entwöhnungsphase), um die massiven körperlichen, psychischen und sozialen Folgen abzufangen:

- **1 Kontaktphase** mit Versuch der Schadensbegrenzung durch Angebote mit „street workern“ (gegen Drogenprostitution, Drogenkriminalität), „Druck-räumen“ (saubere Einmalspritzen, Schulung der i. v. Abhängigen), Vermittlung medizinischer Hilfen bei Viruserkrankungen (Impfprogramme, Drogennotruf), etc.
- **2 Entgiftungsphase** („kalter“ Entzug, nicht-opioid-gestützter Entzug, opioid-gestützter, „warmer“ Entzug, forcierter Entzug in stationärem Setting)
- **3 Entwöhnungsphase**
- **4 Substitutionsbehandlung** mit Opiatagonisten (nach speziellen Kriterien)
- **5 Nachsorgephase** in Rehabilitationseinrichtungen, später ambulant begleitet

Entgiftungsbehandlung

- **kalter Entzug:** abruptes Absetzen der Opiat, Unterstützung lediglich durch begleitende Maßnahmen wie Entspannungsverfahren, Physiotherapie (seltener)
- **nicht-opioid-gestützter Entzug:** abruptes Absetzen der Opiate, aber Gabe einer sedierenden Medikation, z. B. mit Doxepin (Aponal®) 150–300mg/d (häufig)
- **opioid-gestützter „warmer“ Entzug:** Austausch des illegalen Opiates durch Ersatzstoffe, z. B. Methadon oder Buprenorphin, und dann langsames „ausschleichen“ der Medikamente
- **forcierter Entzug:** „Turboentzug“ unter intensivmedizinischen Bedingungen in Narkose, bzw. starker Sedierung: Gabe von Opiatantagonisten (Naloxon), Clonidin, Benzodiazepinen und symptomatische Behandlung gegen Erbrechen und Diarrhöe.

Entwöhnungsbehandlung

Die Entwöhnung findet fast immer in dafür speziell eingerichteten Kliniken statt, Aufenthaltsdauer 4–6 Monate, neben der Psychoedukation und dem Erlernen der Unabhängigkeit vom Suchtstoff geht es vor allem um die Vorbereitung der Nachsorge-Maßnahmen

Substitutionsbehandlung mit Opiatagonisten

Wenn trotz intensiver Therapie keine Abstinenz erreichbar ist, besteht unter dem Ziel der Entkriminalisierung und sozialen Reintegration der Betroffenen die Möglichkeit der Substitutionsbehandlung.

KLINIK

- Die Substitutionssubstanzen unterliegen dem Betäubungsmittelgesetz → „BUB-Richtlinien" des *Bundesausschusses der Ärzte und Krankenkassen für die Einführung neuer Untersuchungs- und Behandlungsmethoden*:
- Alter > 18 Jahre
- Opiatabhängigkeit > 2 Jahre
- erfolglose ärztlich begleitete Abstinenzversuche, bzw. keine drogenfreie Therapie durchführbar
- erfolgreiche Vorbehandlung eines Beigebrauchs, mit Fortführung dieser Abstinenz
- Vorhandensein einer sozialen Integration (fester Wohnsitz, Verlässlichkeit in der Medikationseinnahme)
- Substitution für 6 Monate, Verlängerung auf 12 Monate nur in besonderen Fällen (Schwangerschaft, schwere körperliche Erkrankung, Runterdosierung der Substitutionsdosis absehbar möglich)
- Substitution nur Teil eines Gesamttherapieplans mit psychotherapeutischer und psychosozialer Begleitung.

Medikamente

- Levomethadon (L-Polamidon®): langsames Aufdosieren der Gesamttagesdosis, zunächst aufgeteilt auf 2–3 Einzelgaben. Maximale Tagesdosis L-Polamidon: 60mg/d
- Buprenorphin (Sobutex®, Temgesic®), weniger Nebenwirkungen, v. a. auch in der Schwangerschaft, Beginn mit 2–4mg/d, bis Tag 6 je nach Symptomatik in 2–4mgSchritten bis auf 16–24mg/d steigern

Dosierung: Faustregel für L-Polamidon: mg Heroin/d/30 = mg L-Polamidon/d

4

! MERKE

Beispiel: ca. 1,5g Heroin/d = ca. 45mg L-Polamidon/d

- Opiatantagonisten bei therapiewilligen und complianten Patienten, die sicher Opiatabstinent sind, kann eine Opiatantagonistenbehandlung erfolgen: z. B. Naltrexon (Nemexin®): 3×/Woche jeden 2. Tag (100mg–100mg–150mg)

Störungen durch Cannabinoide

Definition

Epidemiologie: Abusus: 1,6 Millionen • Abhängigkeit: 0,4 Millionen
Klinik: Intoxikation • Abhängigkeit • Entzugssyndrom
Therapie: Abstinenz • psychotherapeutische Behandlung

Definition

Cannabis beinhaltet als Hauptwirkstoff Δ-9-Tetrahydrocanabinol (THC), das in 2 verschiedenen Formen vorliegt:

- Haschisch (Harz der weiblichen Blütenstauden)
- Marihuana (Gemisch aus getrockneten Blüten und Blättern – weniger konzentriert)

Epidemiologie

2006: ca. 2 Millionen regelmäßige Konsumenten, davon mind. 400000 im Sinne einer Abhängigkeit, Zahlen für sporadischen Gebrauch sind nicht erhältlich.

Klinik
Intoxikation/akuter Rausch

Der Rauscheffekt ist individuell sehr unterschiedlich, und von der momentanen Grundstimmung, der Persönlichkeitsstruktur und den Erwartungen der Konsumenten abhängig.

Tab. 4.6 Symptomatik des Cannabis-Rausches

psychische Symptome	physische Symptome
erwünscht: Euphorie, Sedierung, Gefühl der Zeitverlangsamung und intensiveren Sinneswahrnehmungen unerwünscht: Angst, Depression, Dysphorie, paranoide Gedanken	Tachykardie, Mundtrockenheit, Konjunktivitis, gesteigerter Appetit

Abhängigkeit

psychischen Abhängigkeitsentwicklung sicher, physische Anhängigkeit kontrovers diskutiert

Folgestörungen bei häufigem/chronischen Gebrauch:

- gereizt-paranoide Verstimmungszustände
- schizophrenieartige Psychosen (Kap. 4.3)
- amotivationales Syndrom
  - Konzentrations- und Gedächtnisstörungen
  - Apathie
  - Planlosigkeit

4

! MERKE
Darüber hinaus wird weiter die Gefährdung durch Cannabis als Einstiegsdroge gesehen.

Entzugssyndrom

- psychisch: „craving“, Unruhe, Schlaflosigkeit, Angst, Depression
- physisch: Übelkeit, selten Erbrechen, Tremor

Therapie

- keine spezifische Therapieform beschrieben
- therapeutische Anbindung und Begleitung über Suchtberatungsstellen, die aber bislang kaum genutzt werden (2005: 18500 Hilfsanfragen)
- Behandlung der Folgestörungen: antipsychotische, als auch antidepressive Behandlung, ggf. mit rehabilitativer Unterstützung
- Ziel: Abstinenz, auch wenn es keine Hinweise auf eine primär somatische Schädlichkeit gelegentlichen Cannabiskonsums gibt

Störungen durch Kokain und andere Stimulantien

Definition
Epidemiologie: 1 Millionen Deutsche konsumieren Amphetamine
Ätiologie: multifaktoriell
Klinik: Intoxikation • Entzugssyndrom
Therapie: Abstinenz • psychotherapeutische Behandlung

Definition

Störungen durch Kokain, Crack, den Amphetaminen, MDMA = Ecstasy

Epidemiologie

- Kokainkonsum in Deutschland: keine gesicherten Zahlen; laut Bericht der Drogenbeauftragen der Bundesregierung 2007 spiele Crack nur eine untergeordnete Rolle in Deutschland
- Amphetamine und deren Derivate: regelmäßiger Konsum durch ca. 1 Millionen Deutsche, der Großteil davon entfällt auf Ecstasy-Einnahmen, der in 2006 deutlich rückläufig gewesen sei

Ätiologie
multifaktoriell

- neurobiologische Faktoren:
  - vermehrte Dopamin-, Noradrenalin- und Serotoninfreisetzung, bzw. synaptische Verfügbarkeit (Aktivierung, Euphorie)
  - Sensitivierung postsynaptischer Dopamin- und Noradrenalinrezeptoren bei chronischer Einnahme, Toleranzentwicklung
- soziale und individuelle Faktoren:
  - Verfügbarkeit des Suchtstoffs auf Partys, in Clubs
  - geringe Kosten

Klinik

starke psychische, keine physische Abhängigkeit

Intoxikation

Tab. 4.7 Symptomatik eines Kokain/Amphetaminrausches

psychische Symptomatik	physische Symptomatik
erwünscht: Euphorie, Enthemmung, Wachheit, Antriebssteigerung, gehobenes Selbstwertgefühl, gesteigerte Libido und Appetenz, Kritiklosigkeit, Größenideen	Tachykardie, Hypertonie, Hyperhidrosis, Hyperthermie, Tremor, Mydriasis
unerwünscht: Verwirrtheit, teilweise paranoide Ideen	MDMA: maligne Hyperthermie, Krampfanfälle, Neuro- und Hepatotoxizität, kardiale Arrhythmien
MDMA: Verliebtheitsgefühl, Vertrautheit, gesteigerte Kontaktfähigkeit	

Entzugssyndrom

KLINIK

typische Entzugssymptome:
- dysphorische Stimmung
- Müdigkeit, psychomotorische Verlangsamung
- lebhafte, unangenehme Träume, Schlaflosigkeit oder Hypersomnie
- Appetitsteigerung

psychotische Störungen

unter fortgesetztem Amphetaminkonsum kann das klinische Bild eines Schizophrenie-ähnlichen Syndroms entstehen

Therapie

- keine spezifische Therapieform beschrieben
- therapeutische Anbindung und Begleitung über die Suchtberatungsstellen
- psychotherapeutische Behandlung
- Intoxikation: ggf. Benzodiazepinen, bei Zuspitzungen, intensivmedizinische Betreuung erforderlich
- psychotische Störungen: Behandlung erfolgt kurzzeitig mittels Antipsychotika
- Ziel: Abstinenz

Störungen durch Halluzinogene

Definition
Epidemiologie: keine klaren Zahlen
Klinik: Intoxikation • Abhängigkeit
Therapie: Abstinenz • psychotherapeutische Behandlung

Definition

- wichtigste Substanzen der Halluzinogene: LSD, Mescalin und Psilocybin
- pharmakologisch: Aktivierung zentraler 5-HT2- und 5-HAT 1-Rezeptoren
- Phencyclidin („Angel dust") wird häufig zu den Halluzinogenen gerechnet, es wirkt über eigene PCP-Rezeptoren und beeinflusst das Acetylcholin-, Serotonin- und das Dopamin-Neurotransmittersystem.

Epidemiologie

LSD: 1970er Jahre auch in Deutschland häufig konsumiert, aktuell liegen keine Prävalenzzahlen mehr vor.

Klinik
Intoxikation

Tab. 4.8 Symptomatik eines Halluzinogenrausches

psychische Symptomatik	physische Symptomatik
erwünscht: Wahrnehmungsveränderungen im Zustand verstärkter Wachheit (Halluzinationen, Illusionen, Derealisationen), Euphorie **unerwünscht:** Angst, Depressionen, paranoide Ideen, flash-back-Phänomene noch nach Tagen	Tachykardie, Mydriasis, Tremor, Ataxie, Hyperhidrosis

Tab. 4.9 Symptomatik eines „angel-dust"-Rausches

psychische Symptomatik	physische Symptomatik
erwünscht: Euphorie, Enthemmung, Impulsivität, Erregung unerwünscht: Verwirrtheit, bizarres Verhalten	Nystagmus, Rigor, Ataxie, Krampfanfälle, Tachykardie, Hypertonie Einzelfälle: Koma, Tod

Abhängigkeit

Bei den Halluzinogenen und beim Phencyclidin entwickelt sich eine starke psychische, aber keine körperliche Abhängigkeit, ein Entzugssyndrom wird nicht beobachtet.

Therapie

- keine spezifische Therapieform bekannt
- therapeutische Anbindung und Begleitung über die Suchtberatungsstellen
- psychotherapeutische Behandlung
- Ziel: Abstinenz

4.2.3 Medikamentenmissbrauch

Störungen durch Sedativa oder Hypnotika

Definition
Epidemiologie: Prävalenz der Abhängigkeit ca. 2%
Ätiologie: multifaktoriell
Klinik: Intoxikation • Entzugssyndrom
Therapie: 4-Phasen-Schema der Suchtbehandlung

Definition

Benzodiazepine, Benzodiazepinderivate, und Barbiturate unterscheiden sich hinsichtlich der Intoxikationszeichen und des Entzugssyndroms nicht wesentlich voneinander, und werden deshalb zusammen besprochen.

Epidemiologie

- 1,4–1,9 Millionen Deutsche sind Medikamentenabhängig, davon ca. 80% von Benzodiazepinen
- w > m = ⅔ zu ⅓
- Prävalenz der Abhängigkeitserkrankung nimmt mit zunehmendem Alter zu

! MERKE
Die weite Verbreitung der Sedativa/Hypnotika-Abhängigkeit ist durch die häufige Behandlung psychiatrischer Erkrankungen durch Sedativa und Hypnotika (vor allem Benzodiazepine) zu erklären.

4

Ätiologie

multifaktoriell:
- genetische Faktoren bei der Übertragbarkeit der Suchtprädisposition gelten als wahrscheinlich
- neurobiologische Faktoren:
  - Agonismus am $GABA_A$-Rezeptoren → Sedierung, Anxiolyse
  - durch Adaptation des Systems entsteht eine zunehmende Toleranzentwicklung bezüglich der anxiolytisch-sedierenden Wirkung, es folgt eine Dosiserhöhung, bis zum Auftreten massiver Nebenwirkungen.
- soziale und individuelle Faktoren:
  - anhaltende psychosoziale Belastungssituationen
  - familiäre „Disposition"
  - **Verfügbarkeit des Suchtstoffs durch Rezept**
  - häufige Komorbidität mit Depressionen, Angststörungen, Schlafstörungen, chronische Schmerzsyndrome, Persönlichkeitsstörungen

Klinik
Intoxikation

Tab. 4.10 Symptomatik der Sedativa-/Hypnotikaintoxikation

psychische Symptomatik	physische Symptomatik
erwünscht: Entspannung, Anxiolyse, Sedierung, Enthemmung, Euphorie unerwünscht: Affektlabilität, Kritiklosigkeit, Verwirrtheit, Depression, kognitive Störungen	verwaschene, lallende Sprache, Ataxie, teilweise Muskelschwäche, Hypotonie bis hin zu Atemdepression, Somnolenz und Koma

Entzugssyndrom

Im Rahmen eines Sedativa-Entzugs treten sowohl psychische als auch physische Entzugssymptome auf, in bis zu 20% der Fälle kommt es zu einem komplizierten Entzugssyndrom mit epileptischen Anfällen, seltener zu deliranten Zuständen.

KLINIK

psychische Entzugssymptome:
- Angst und innere Unruhe, depressive Stimmung
- Schlaflosigkeit
- Reizbarkeit
- selten: delirante Zustände mit psychosenahen Symptomen

physische Entzugssymptome:
- Hypertonie, Tachykardie
- Schwitzen, Zittern
- Muskelschmerzen, Cephalgien
- gastrointestinale Beschwerden(Übelkeit, Erbrechen, Diarrhöe)
- seltener: epileptische Anfälle

Delir

In seltenen Fällen kann es zum klinischen Bild des Entzugsdelirs kommen, das in seinem Erscheinungsbild dem des Alkoholentzugsdelirs ähnelt, meist aber mit deutlich mehr innerer Unruhe und (paranoiden) Ängsten einhergeht. Behandlung des Delirs Alkoholdelir (4.2.1)

Therapie

Intoxikation

Sicherung der Vitalfunktionen und der Giftelimination, ggf. Applikation von Flumazenil (Anexate®) 0,1mg i. v. (max. 1-2 mg/d).

Entzugssyndroms

- Behandlung des epileptischen Entzugsanfalls (Crashkurs Neurologie)

Sedativaentzug

Aufgrund der Gefahr von epileptischen Anfällen und/oder deliranten Zustände führt man bei Sedativa immer einen „fraktionierten" Entzug durch.

KLINIK

- Zur besseren Übersicht wird häufig ein Umstellen auf die jeweilige Äquivalenzdosis gut bekannter Sedativa vorgenommen (z. B. Diazepam, Lorazepam). Dann:
- Festlegen der Ausgangsdosis (Anamnese, eigene Beobachtung in den ersten Tagen)
- rasche Reduktion um ca. 50%
- jede weitere Woche, Reduktion um 25% der vorherigen Dosierung, zuletzt ggf. noch langsamer

- Schlafstörungen, oder Ängste werden symptomatisch mit Antidepressiva (z. B. Doxepin 50mg/d) behandelt
- vegetative Entzugssymptome: Beta-Blocker oder Antihypertensiva (z.B. Clonidin)
- bekannte symptomatische Epilepsie: parallel eine antikonvulsive Behandlung mit z. B. Carbamazepin 600–1200mg/d

! MERKE

Auch nach Beenden des fraktionierten Entzugs kann es zeitversetzt durch Freisetzung von gespeicherten Substanzresten aus dem Körperfett noch einmal zu Entzugssymptomen kommen!

psychotherapeutische/soziotherapeutische Behandlungsmaßnahmen

- 4-Phasen-Schema der Suchtbehandlung, Alkoholabhängigkeit
- Einbeziehung der bisher die Sedativa/Hypnotika-verordnenden Ärzte

4.3 Schizophrenien und andere psychotische Störungen

Einteilung

- schizophrene Psychosen
- schizotype Störung
- anhaltend wahnhafte Störung
- vorübergehende akute psychotische Störungen
- schizoaffektive Psychosen

4.3.1 Schizophrene Psychosen

Syn.: dementia praecox (E. Kraepelin)

Definition
Ätiologie: zerebrale Schädigungen • hereditär • psychosoziale Faktoren • neurobiochemische Veränderungen
Epidemiologie: Lebenszeitprävalenz: 1% • frühes Manifestationsalter
Systematik: paranoid-halluzinatorisch • hebephren • kataton • undifferenziert • simplex
Klinik: 1. und 2. Rang-Symptomatik
Diagnostik: psychopathologischer Befund • Zusatzdiagnostik
Therapie: Psychopharmakotherapie • Psychotherapie • Psychoedukation • Rehabilitation
Prognose: „Drittelregel"

Definition

Schizophrenien sind eine Gruppe komplexer, schwerwiegender psychiatrischer Krankheitsbilder, multifaktorieller Ätiologie mit folgenden „Gemeinsamkeiten":

- genetische Übertragbarkeit
- hirnorganische Verursachung
- Neurotransmitter-Stoffwechselstörung (Dopamin, Serotonin, Glutamat)
- charakteristische Symptomatik (Störungen des Denkens, des Ich-Erlebens, der Wahrnehmung, der Kognition, der Affektivität und des Antriebs)

Ätiologie

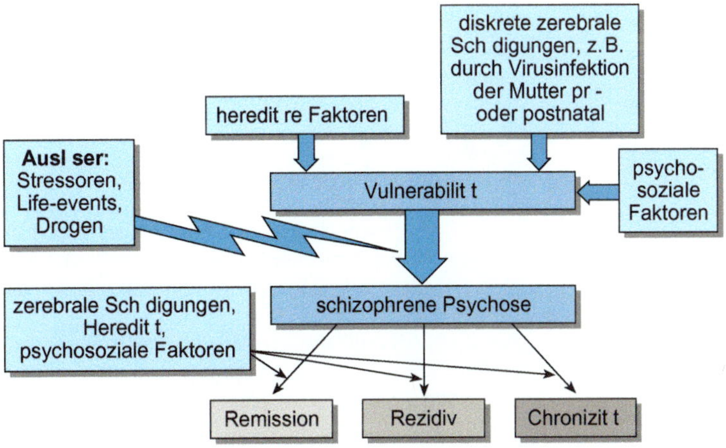

Abb. 4.4 Ätiologie und ätiologische Auswirkungen auf den Verlauf schizophrener Psychosen

4

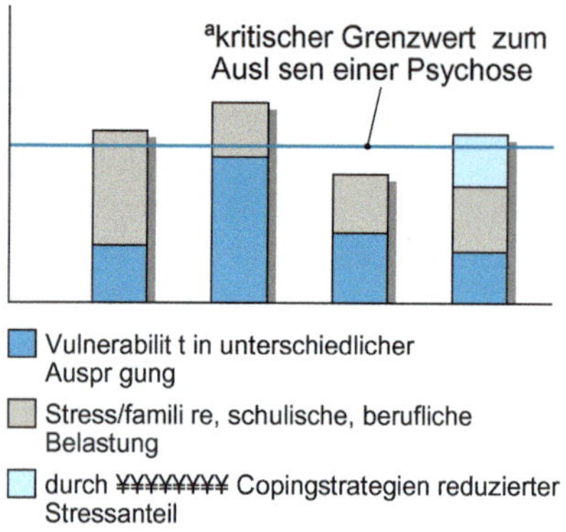

Abb. 4.5 Vulnerabilitäts-Stress-Coping-Modell

Bei unterschiedlich starker Vulnerabilität ist das Auftreten der Erkrankung von der Ausprägung der Stressfaktoren abhängig.

zerebrale Schädigungen

- Beginn der Erkrankung: **Reduktion von Neuropil** in Hippocampus, Amygdalae, Thalamus, Temporallappen, frontoorbital und präfrontal
- Verlauf: Vergrößerung der Ventrikel, Verlust grauer Substanz mit globaler Atrophie (cMRT), Zellverminderungen und -verkleinerung

4

KLINIK

Annahme: neben einer **Dysfunktion im limbischen System** besteht eine Art **„Netzwerkstörung"** in der Konnektion zu den Bereichen des Frontallappens, des Thalamus, der Basalganglien und des Kleinhirns, die als zentrales morphologisches Korrelat der Schizophrenie angesehen werden kann.

hereditär

- erhöhte Konkordanzraten in Familienstudien
- **polygenetischer Erbgang** (noch keine „Schizophreniegene" isoliert)
- relevante Genabschnitte: Chromosomen 1, 5, 6, 8, 10, 13, 15, 16, 22

psychosoziale Faktoren

- Auslöser/Risikofaktor für das Wiederauftreten der Erkrankung
- negativer Effekt einer ungünstigen Familienatmosphäre **„high-expressed-emotions-family"** (entweder zu kritisches oder feindseliges Verhalten der Bezugspersonen, oder eine beinahe entmündigende Überbehütung des Betroffenen).
- **„double-bind"-Situationen** (verbale und nonverbale Hinweise widersprechen sich, so dass keine konforme Lösung gefunden werden kann)

neurobiochemische Veränderungen

KLINIK

Neurotransmitter-Hypothesen

Dopaminhypothese:

prä-/postsynaptische Regulationsstörungen des Dopaminstoffwechsels, die in einer dopaminergen Überaktivität in limbischen Hirnregionen (Ursache für produktiv-psychotische Symptomatik) und in einer dopaminergen Unteraktivität im Frontalhirn (Ursache der Negativsymptomatik) resultiert

Die Hypothese wird durch die Wirksamkeit der Antipsychotika „gestützt" (Dopamin D2-Rezeptor-Blockade), bzw. durch die Induktionsmöglichkeit psychotischer Symptomatik durch Triggerung der synaptischen Freisetzung von Dopamin, z. B. durch Amphetamine.

Glutamathypothese:

Unterfunktion des hemmenden glutaminergen Systems, das in der Folge die normale Hemmungsfunktion auf den dopaminergen Stoffwechsel nicht aufrecht erhalten kann.

„Stützung" dieser Hypothese durch die psychotogene Wirkung des Glutamat-Rezeptor-Antagonisten Phencyclidin (PCP).
Serotoninbeteiligung:
wirksame moderne Antipsychotika, wie Clozapin, mit einem größeren Wirkanteil am 5HT2 Rezeptor haben eine blockierende Wirkung

Epidemiologie

- Lebenszeitprävalenz: 1–2 % (beinahe weltweit)
- m=w
- 90% der erkrankten Männer und 70% der Frauen erkranken vor dem 30. Lebensjahr!
  - Manifestationsgipfel Männer: 15.–25. Lebensjahr
  - Manifestationsgipfel Frauen: 25.–35. Lebensjahr, Menopause

Systematik

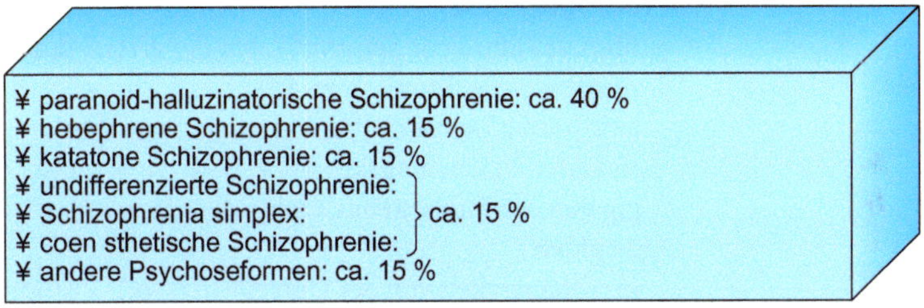

Abb. 4.6 Unterformen der Schizophrenien in Anlehnung an den ICD 10

Klinik

- keine „klassischen" Schizophrenie-Symptome
- „typische" Symptomkonstellation, bei gleichzeitigem Ausschluss einer zugrundeliegenden organischen Ursache für diese Symptomatik

Grundlage für die Klassifikationssysteme des ICD und des DSM der Schizophrenie:

- Einteilung von Eugen Bleuler, der die schizophrene Symptomatik einteilte, indem er zwischen 4 Grundsymptomen und 3 akzessorischen Symptomen unterschied.
- Einteilung nach Kurt Schneider, der Symptome 1. und 2. Ranges unterschied, um die Diagnose der Schizophrenie zu ermöglichen.

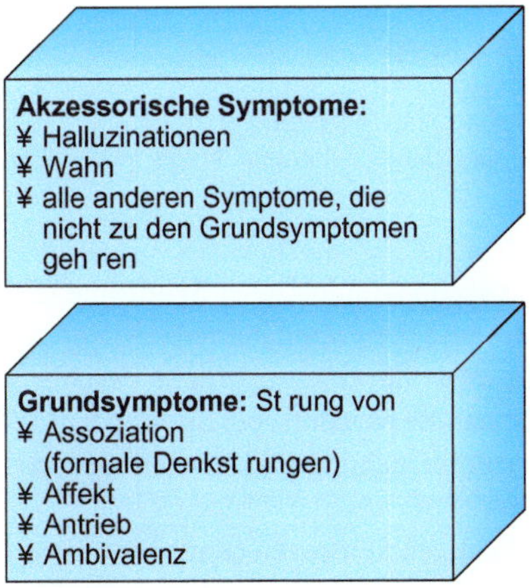

Abb. 4.7 Einteilung der Schizophrenie-Symptomatik nach Eugen Bleuler

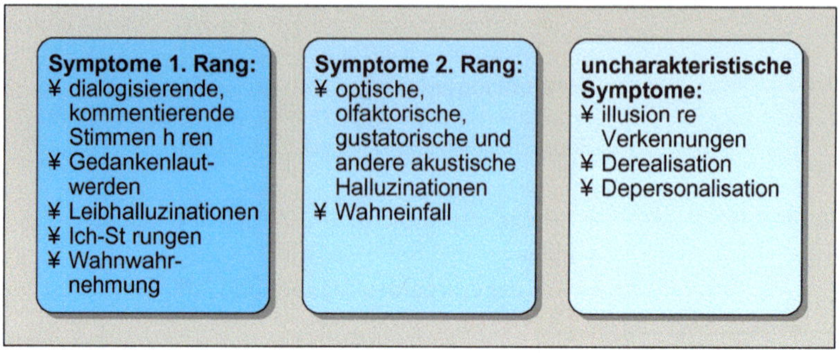

Abb. 4.8 Einteilung der Schizophrenie-Symptome nach Kurt Schneider

Verlauf

Prodromalphase

- Monate–Jahre vor dem Auftreten der ersten akut-psychotischen Symptomatik
- unspezifische Symptome: Affektverflachung, geringerer psychischer Belastbarkeit, häufig Depressivität, Entscheidungsschwäche, sozialer Rückzug, Antriebslosigkeit, oft „Leistungsknick", z. B. in der schulischen Entwicklung, der unabhängig von der Pubertät entsteht

Akutphase

in Abhängigkeit von der Unterform (s. o.) → produktiv-psychotische Symptomatik (Positivsymptomatik) mit formalen (Kap. 1.1.6) und inhaltlichen (Kap. 1.1.6) Denkstörungen, Ich-Störungen(Kap. 1.1.8) und Wahrnehmungsstörungen (Kap. 1.1.9), begleitet von starken Ängsten und/oder Erregungszuständen

Remissionsphase

Zunächst gehen die Intensität und die affektive Beteiligung der Symptome, dann die Symptome an sich zurück

residuale Verläufe

Negativsymptomatik (sozialer Rückzug, Affektverflachung, kognitive Defizite, Sprachverarmung, Intoleranz gegenüber Stress)

4

! MERKE

Die Schizophrenie kann alle psychischen Funktionen verändern!

- Störungen des Ich-Erlebens
- Störungen des Denkens
- Störungen der Realitätsauffassung
- Störungen der Wahrnehmung
- Störungen des Affekts
- Störungen des Verhaltens/Psychomotorik
- aber: volle Orientierung, keine Vigilanzminderung

Diagnostik

Diagnosestellung

- klinisch, anhand psychopathologischer Syndrome (Erhebung des psychopathologischen Befundes und der Fremdanamnese) (Kap. 1.2)
- Überprüfung: Hinweise für eine organische psychische Störung?, Hinweise auf die Folge einer Einnahme psychotroper Substanzen? (körperliche Untersuchung, Bildgebung, Laboruntersuchung inklusive Drogenscreening, ggf. Liquorpunktion)
- Abgrenzung zu affektiven Störungen (Kap. 4.4)

- Beurteilung des Zeitfensters, in dem die Symptomatik bereits besteht (< oder > **1 Monat!**)

standardisierte Diagnoseerfassung (mittels Symptomskalen)

- **PANSS** (**P**ositiv **A**nd **N**egativ **S**ymptoms **S**cale): setzt sich aus SANS und SAPS zusammen
- **SANS** (**S**cale for the **A**ssessment of **N**egative **S**ymtoms): Erfassung von Affektverflachung, Apathie, sozialem Rückzug und kognitiven Störungen
- **SAPS** (**S**cale for the **A**ssessment of **P**ositive **S**ymptoms): Erfassung von Wahrnehmungsanomalien, formale und inhaltliche Denkstörungen, bizarrem Verhalten
- **BPRS** (**B**rief **P**sychiatric **R**ating **S**cale): erfasst das aktuelle psychopathologische Zustandsbild des Betroffenen

allgemeine diagnostischen Kriterien der Schizophrenie nach ICD 10:

- mindestens 1 der folgenden Symptome ≥ 1 Monat:
  - Gedankenlautwerden, Gedankeneingebung, Gedankenentzug oder Gedankenausbreitung (Kap. 1.2.10)
  - Kontrollwahn, Beeinflussungswahn, Gefühl des Gemachten, deutlich bezogen auf Körper- oder Gliederbewegungen oder bestimmte Gedanken, Tätigkeiten oder Empfindungen, Wahnwahrnehmung (Kap. 1.2.7)
  - kommentierende oder dialogisierende Stimmen, die über Patienten reden oder andere Stimmen, die aus bestimmten Körperteilen kommen (Kap. 1.2.9)
  - anhaltender kulturell unangemessener, bizarrer Wahn, wie der das Wetter kontrollieren zu können oder mit Außerirdischen in Verbindung zu stehen (Kap. 1.2.7)
- oder mindestens 2 der folgenden Symptome ≥1 Monat:
  - täglich anhaltende Halluzinationen jeglicher Sinnesmodalität begleitet von flüchtigen oder undeutlich ausgebildeten Wahngedanken ohne deutliche affektive Beteiligung (Kap. 1.2.9)
  - Neologismen, Gedankenabreißen oder Einschiebungen in den Gedankenfluss → Zerfahrenheit/Danebenreden (Kap. 1.2.6)
  - katatone Symptome (Erregung, Haltungsstereotypien, wächserne Biegsamkeit, Negativismus, Stupor) (Kap. 1.2.5)
  - „negative“ Symptome (auffällige Apathie, Sprachverarmung, verflachte oder inadäquate Affekte (ohne das diese durch eine affektive Störung oder durch Medikamenten-Nebenwirkungen erklärt werden können)

Subtypen

Paranoid-halluzinatorischen Schizophrenie

häufigste Unterform der Schizophrenie

Klinik

- Halluzinationen (drohende/befehlende, dialogisierende Stimmen, Geruchs-/Geschmacks-Halluzinationen), körperliche Sensationen
- Störungen des Ich-Erlebens (Gefühl des Gemachten)
- Beeinflussungs- und Verfolgungswahn, Sendungswahn, Eifersuchtswahn
- Störungen der Affektivität (häufig starke Angst)
- Antriebsstörung (nicht typisch)
- formale Denkstörungen (zerfahrenes Denken, Danebenreden)

KLINIK

Ein 24 jährige Frau kommt in Begleitung der Polizei zur stationären Aufnahme, nachdem sie sich in den Main stürzen wollte. Sie hockt sich sofort auf den Boden und zerwühlt ihr langes Haar, so dass ihr Gesicht nicht mehr gesehen werden kann. Dabei schreit sie lauthals, dass sie durch den Teufel infiziert sei, niemand dürfe ihre Haare anfassen, diese seien vergiftet. Der Teufel sei in ihr. Bei Kontaktaufnahme springt sie auf und bittet um Wasser, sie brenne. Das ihr gereichte Wasser stellt sie auf den Boden, setzt sich davor und murmelt „Beschwörungsformeln", die keinen Sinn ergeben – dann trinkt sie. Im nächsten Moment steht sie wieder auf und redet mit einer vollkommen anderen Tonlage, aber scheinbar völlig geordnet, sie müsse sterben – Gott habe es ihr gesagt, das sei ihr Opfer. Sie müsse den Teufel aus ihr raus reißen, …

Hebephrene Schizophrenie

Klinik

- eindeutige, anhaltende Verflachung/Oberflächlichkeit des Affekts
- eindeutige, anhaltende Inadäquatheit/Unangebrachtheit des Affekts (läppischer/parathymer Affekt, inadäquates Kichern, selbstversunkenes Lächeln)
- zielloses und unzusammenhängendes Verhalten statt Zielstrebigkeit (kognitive Leistungsdefizite, kaum soziale Integration)
- eindeutige Denkstörungen, die sich als unzusammenhängende, weitschweifige pharmakologischen Behandlung
- oder zerfahrene Sprache äußern (häufig zerfahrener Gedankengang)
- Halluzinationen/Wahnphänomene bestimmen nicht das klinische Bild

KLINIK

Ein 21 jähriger Mann kommt zum wiederholten Mal in Begleitung seines Betreuers zur stationären Aufnahme. Er läge nur im Bett, pflege sich kaum, könne sich auf keine Absprachen einlassen, alles sei ihm egal. Der Betreuer erhofft sich von einer Optimierung der Medikation trotz der fast 6 jährigen Krankheitsgeschichte noch eine Besserung. Im Gespräch mit dem jungen Mann erzählt er mit sehr vielen Worten von seinen künstlerischen Begabungen, er fände die coolsten „rhymes", selbst „Sven Väth", dessen Stimme er immer dann höre, wenn er seine Medikamente weglasse, fände seine Musik klasse. Der Mann lächelt bei seinem Bericht durchgehend, wirkt vollkommen verklärt und versunken in seinen Erinnerungen, wobei er nie irgendeine Musik gespielt oder aufgeschrieben hat. Fragen zu seiner gegenwärtigen schwierigen Lebenssituation und seinen -zielen beantwortet er nicht, seine Musik mache ihn glücklich, witzelt dann herum,…

Katatone Schizophrenie

Klinik

- Stupor, Mutismus
- Erregungszustände (sinnlos motorische Aktivität, die nicht von außen beeinflussbar ist)
- Haltungsstereotypien (freiwilliges Einnehmen von bizarren Haltungen)
- Negativismus (unmotivierter Widerstand gegenüber allen Anforderungen)
- Rigidität (Beibehaltung einer starren Haltung, auch bei Veränderungsversuchen)
- flexibilitas cerea („wächserne Biegsamkeit" = unwillkürliche Haltungsstereotypie)
- Befehlsautomatismus (automatische Befolgung von Anweisungen)

KLINIK

Eine 53 jährige Frau kommt in Begleitung ihres Mannes zur Aufnahme, sie sitzt im Rollstuhl. Eine verbale Kontaktaufnahme ist nicht möglich, die Frau schaut mit großen Augen starr in eine Richtung. Auch auf Aufforderung kann sie nicht aufstehen, sie wird schließlich vom Pflegepersonal in ein Bett gelegt. Der Muskeltonus am gesamten Körper ist dabei so erhöht, das die Extremitäten sehr vorsichtig bewegt werden müssen, die Frau verbliebe sonst mit noch angewinkelten Armen und Beinen im Bett. Auch unter der applizierten Akutmedikationen mit (Haldol® und Tavor®) kann sie noch nicht sprechen, sehr verlangsamt kann sie ihren Körper auf Anforderung aber wieder bewegen. …

Undifferenzierte Schizophrenie

Klinik

Wechsel zwischen den unterschiedlichen Schizophrenieunterformen ohne Betonung eines einzelnen Subtypus

Coenästhetische Schizophrenie

Klinik

- beherrschende Symptome sind Coenästhesien (Kap. 1.1.9) und leibliche Beeinflussungserlebnisse
- meist chronischer Verlauf, mit schweren Residuen

KLINIK

Eine 37 jährige Frau kommt bereits zum wiederholten Mal in Begleitung ihres Partners zur Aufnahme. Trotz ihrer Medikamenteneinnahme spüre sie wieder, das ihr „Hals" verfaule. Sie spüre die Maden in ihrer Brust, die sie auffräßen, sie rieche die Fäulnis und halte es kaum aus. In ihren Beinen wimmele es von Fliegen und Käfern, immer wieder bissen sie sich durch die Haut und flögen weg. …

Schizophrenia simplex

Klinik

- Fehlen von Symptomen 1. Ranges
- chronisch progrediente Negativsymptomatik (Affektverflachung, Antriebsminderung, Denkverarmung)
- deutliche Defizite in sozialen und beruflichen Anforderungen

Therapie

Psychopharmakotherapie: Antipsychotikatherapie • symptomatische Behandlung der Begleitsymptomatik
Psychotherapie: stützend • strukturierend • soziales Kompetenztraining • kognitive Verfahren • Familientherapie • Soziotherapie • Psychoedukation
Elektrokonvulsionstherapie (EKT)
Rehabilitation: medizinisch • beruflich • sozialpsychiatrische Maßnahmen

Psychopharmakotherapie (Kap. 3.1.1)

Akutbehandlung

- Abhängig von der im Vordergrund stehender Symptomatik (z. B. katatone Schizophrenie), bzw. bei ausgeprägter Erregung und/oder Angst: Therapie mit Antipsychotika (Kap. 3.1) erweitert durch Sedativa (Benzodiazepine)

- Benzodiazepine: Lorazepam (Tavor®) 1–5 (–10) mg/d, Diazepam (Valium®) 5–20 (–40) mg/d, nur Akutbehandlung, keine Dauerindikation (→Suchtgefahr!)

Tab. 4.11 Übersicht häufig genutzter klassischer und moderner Antipsychotika

Substanz (Handelsname®)	Dosisbereich
Auswahl klassischer Antipsychotika	
Haloperidol (Haldol®)	5–20mg
Flupentixol (Fluanxol®)	5–15mg
Fluphenazin (Lyogen®)	6–18mg
Benperidol (Glianimon®)	2–10mg
moderne Antipsychotika	
Clozapin (Leponex®)	200–600mg
Risperidon (Risperdal®)	4–8mg
Olanzapin (Zyprexa®)	10–20mg
Amisulprid (Solian®)	400–800mg
Quetiapin (Seroque®l)	300–750mg
Ziprasidon (Zeldox®)	80–160mg
Aripiprazol (Abilify®)	10–15mg
Paliperidon (Invega®)	6mg

- Bei weitgehender Wirkungsgleichheit der einzelnen Substanzen erfolgt die Auswahl unter dem Aspekt des (teilweise nutzbaren) Nebenwirkungsprofils, bzw. auf dem Wissen einer bereits erfolgten effektiven Behandlung mit dieser Substanz bei früheren Erkrankungsschüben.
- Bei nicht ausreichender Response sollte frühestens nach 4–6 Wochen einer an sich suffizienten Dosis einer Substanz die Umstellung auf ein anderes Antipsychotikum erfolgen, meist wird zuvor das Erreichen der tolerierbaren Maximaldosis der Erstsubstanz empfohlen.

! MERKE

Bei Non-Response, vor Umstellung immer Medikamentenspiegel überprüfen (Compliance, Metabolismus-Typ)!

- Clozapin (z.B. Leponex®) ist bei therapieresistenter Schizophrenie den anderen Antipsychotika nachgewiesen überlegen.
- Bei Non-Response auf eine Monotherapie erfolgt die Kombination von Antipsychotika, dabei wird sowohl auf die Rezeptorbindungsprofile als auch auf die möglichen gegenseitigen Nebenwirkungsverstärkungen geachtet

Im Verlauf wird die antipsychotische Medikation oft auf eine Depotmedikation umgestellt

Tab 4.12 Übersicht häufig genutzter Antipsychotika in Depotform, Applikationsintervalle

Substanz (Handelsname®)	Applikationsintervall (i. m. Gabe)
Zuclopenthixol (Ciatyl Accuphase®)	ca. 3 Tage
Fluspirilen (Imap®)	1 Woche
Zuclopenthixol (Ciatyl-Z®)	2–3 Wochen
Flupenthixol (Fluanxol®)	2–3 Wochen
Fluphenazin (Dapotum D/Lyogen®)	2–4 Wochen
Perphenazin (Decentan®)	2–4 Wochen
Haloperidol (Haldol®)	4 Wochen
Risperidon (Risperdal Consta®)	2 Wochen

Verlaufsbehandlung bei Vollremission

- 1. Erkrankungsschub: 2 Jahre antipsychotische Behandlung
- 2. Erkrankungsschub: 5 Jahre antipsychotische Behandlung
- anschließend: sehr langsames „Ausschleichen" der Medikation
- immer wieder auftretenden Erkrankungsschübe, nicht erreichte Remission (Prognose unten): lebenslange Behandlung mit Antipsychotika
- Bei Auftreten relevanter Nebenwirkungen: Umstellungen, bzw. Kombinationen, eher niedrig dosierter Substanzen

! MERKE

Die Psychopharmakotherapie macht den Hauptbestandteil der gegenwärtig möglichen Therapie aus, so dass die Aufklärung und Miteinbeziehung der Betroffenen und ihrer Angehörigen in die Therapieplanung unbedingt notwendig (=Complianceförderung)!

KLINIK

Nur in sehr seltenen, besonders schweren Erkrankungsfällen, bei denen auch im Verlauf keine Mitarbeit der Betroffenen vorliegt und u. U. forensische Aspekte mit ein bezogen werden müssen, wird eine Behandlung auf dem Boden einer vormundschaftsrechtlichen Anordnung gegen die Zustimmung des Betroffenen durchgeführt.

Behandlung von **schwangeren oder stillenden Frauen** mit einer Schizophrenie (Schwangerschafts- bzw. Wochenbettpsychose): Kap. 3

Elektrokonvulsionstherapie (EKT) (Kap. 3.1.4)

Therapie der 1. Wahl: Behandlung der perniziösen Katatonie (hochfebriler Krankheitsverlauf bei stark kataton-psychotischer Symptomatik, häufig auch bei therapieresistenten Verläufen genutzt

Psychotherapie (Kap. 3.2)

- **Akutphase der Erkrankung:** psychotherapeutischer Ansatz wenig effektiv, insbesondere aufgrund der Denkstörungen, Ich-Störungen und der Wahrnehmungsanomalien (Kap. 1.1)

- **Zeit der Symptomdesaktualisierung** (Symptome sind noch da, im Erleben der Betroffenen aber deutlich weniger relevant), **Distanzierung** (Symptome sind noch da, werden aber auch von Seiten des Betroffenen als solche erlebt): stützende psychotherapeutische Arbeit sehr wichtig. In der Folge des Erkrankungsschubes ist sie, insbesondere bei einer Ersterkrankung unbedingt erforderlich.
- Verfahren zum Training sozialer Wahrnehmung und Fertigkeiten, kognitive Trainingsverfahren, familientherapeutische Ansätze, Soziotherapie: Die Betroffenen, die im Rahmen der manchmal Monate–Jahre bestehenden Erkrankung oft skurrilste Symptome gezeigt hatten, müssen sich mit den entstandenen Veränderungen auseinandersetzen, zusätzlich zu der Tatsache, dass sie an einer schweren, oftmals nicht voll remittierten Erkrankung, und den häufigen Nebenwirkungen der Medikamente leiden. (Cave: Depressivität, Suizidalität! Prognose (Kap. 5.2)).

Psychoedukation (Kap. 3.3)

Ziel, der meist in Kleingruppen durchgeführten Therapie, ist es, den Betroffenen und dessen Angehörige zu „Experten“ der Erkrankung zu machen und somit die **Compliance** zu erhöhen.

KLINIK

Zur Durchführung der Psychoedukation gibt es evaluierte Therapieschemata, die in Manualen vorliegen. Sie sind sowohl inhaltlich als auch didaktisch auf die zu erreichende Klientel eingestellt. Neben dem Vermitteln des Krankheitsmodells und dem Erklären der Notwendigkeit der Therapien wird hier sehr auf den Rückfallschutz geachtet (Erstellen eines **Krisenplans!**)

Rehabilitative Maßnahmen (Kap. 3.4)

Häufig ist nach der Ersterkrankung eine längere Phase der Rehabilitation erforderlich: spezialisierte Wohneinrichtungen (Übergangsheime, therapeutisch betreute Wohnheime, betreute Wohngemeinschaften), medizinische/berufliche Rehabilitationszentren, Tagesstätten, Patientenclubs, Werkstätten mit einem Zugang zum beschützten Arbeitsmarkt

Prognose

- Langzeitverlauf: acht Unterformen (Verlaufsformen der Schizophrenie nach M. Bleuler--(Schizophrenien und andere psychotische Störungen. In: Berger M. (Hrsg.): Psychische Erkrankungen, Klinik und Therapie, Elsevier Urban & Fischer 2004. S. 484)
- **„Drittelregel“:** ⅓ der Erst- oder Mehrfacherkrankten erreichen eine (fast) volle Remission, ⅓ mittelschweres/charakteristisches Residualsyndrom [Literaturhinweis] und gelegentlichen Exazerbationen der Erkrankung, ⅓ schweres Residualsyndrom oder chronisch psychotischer Verlauf
- Bei Erstdiagnose ist es nicht möglich, eine klare Aussage zur Prognose zu machen, in Untersuchungen wurden aber **Prädiktoren** für einen guten bzw. schlechten Verlauf gefunden.
- Mortalität. durch die hohe Suizidrate von 10–15% deutlich erhöht, etwa 50% aller Betroffenen unternehmen mindestens einmal einen Suizidversuch (s. o.)

Tab. 4.13 Prädiktoren für den Verlauf schizophrener Psychosen

gute Prognose	schlechte Prognose
• weiblich	• männlich
• gut sozial integriert (Partnerschaft, Arbeit, Freizeit)	• soziale Desintegration (keine Ausbildung, allein)
• akuter Beginn • akute Belastung/Stress vor Beginn	• schleichender Beginn, oft über Jahre
• seltene/kurze Krankheitsphasen • begleitende affektive Symptomatik	• häufige/lange Krankheitsphasen
• rasche medikamentöse Behandlung, gute Response	• Negativsymptomatik
	• lange medikamentös unbehandelte Psychosen

4.3.2 Schizotype Störung

Definition
Epidemiologie
Diagnosekriterien: 4 Merkmale > 2 Jahre
Therapie: Antipsychotika • Psychotherapie • soziales Kompetenztraining

Definition

Störung mit exzentrischem Verhalten und Anomalien des Denkens und der Stimmung, die schizophren wirken, obwohl nie eindeutige und charakteristische schizophrene Symptome aufgetreten sind.

Zusammen mit den paranoiden und schizoiden Persönlichkeitsstörungen gehört die schizotype Störung zu den **Schizophrenie-Spektrumstörungen,** die gehäuft in der Verwandtschaft schizophren Erkrankter auftreten.

Epidemiologie

keine reliablen Daten

Diagnosekriterien

> 2 Jahre mindestens 4 der folgenden Merkmale:
- unangepasster, eingeengter Affekt
- seltsames, exzentrisches oder eigentümliches Verhalten
- geringe soziale Bezüge, sozialer Rückzug
- sonderbare Ansichten oder magisches Denken (auch nicht im Kontext mit subkulturellen Normen)
- Misstrauen oder paranoide Vorstellungen
- grübeln ohne inneren Widerstand (dysmorphophoben, sexuellen, aggressiven Inhalts)
- Wahrnehmungsstörungen im Sinne von Körpergefühlsstörungen, Depersonalisations- und Derealisationserleben
- Denken und Sprache sind vage, umständlich, metaphorisch, gekünstelt
- gelegentliche, vorübergehende, quasi psychotische Episoden, ohne Erstrangsymptome

Therapie

- niedrig dosierte Antipsychotikagabe
- supportive Psychotherapie und soziales Kompetenztraining
- Bei den Betroffenen besteht selten eine Behandlungsmotivation!

4

4.3.3 Anhaltend wahnhafte Störung

Definition
Epidemiologie: selten
Diagnosekriterien: manifester isolierter Wahn • vorübergehend: Wahrnehmungsstörungen • Abgrenzung zu organischen Störungen!
Therapie: Psychopharmakologie • supportive Psychotherapie

Definition

- Ausprägung einer einzelnen, nicht bizarren Wahnidee, bzw. mehrerer aufeinander bezogener Wahninhalte (systematisierter Wahn) (Kap. 1.2.7),
- typische Wahninhalte:
- Verfolgung und Eifersucht (Othello-Syndrom)
- Liebe und Sexualität
- Größe (Megalomanie)
- Hypochondrie
- Querulanz

Epidemiologie

- sehr selten, 1–2% der stationären Patienten
- w > m

Diagnosekriterien

- manifester isolierter Wahn über mindestens 3 Monate.
- vorübergehend: Wahrnehmungsstörungen (v. a. akustische Halluzinationen), dürfen aber nicht den Erstrangkriterien einer Schizophrenie entsprechen.
- wichtig: Abgrenzung zu organischen Störungen, Wahnstörungen im Rahmen einer Abhängigkeitserkrankung, und zur paranoiden Persönlichkeitsstörung

Therapie

- Bei fehlender Krankheitseinsicht und Therapiemotivation meist nicht zu etablieren und meist ohne wesentlichen Erfolg:
- Psychopharmakologie (Antipsychotika) (Kap. 3.1.1)
- supportive Psychotherapie (Kap. 3.2)

4.3.4 Vorübergehende akute psychotische Störungen

Definition
Epidemiologie
Systematik: 4 Typen
Diagnosekriterien: rascher Symptomwechsel • Halluzinationen • Wahn • emotionale Aufgewühltheit/starke Angst • Antriebsstörung
Therapie: Benzodiazepine in Kombination mit Antipsychotika

Definition

- akuter Beginn, innerhalb ≤ 14 Tagen
- polymorphes (=schnell wechselndes) Symptombild mit oder ohne Symptome einer Schizophrenie
- das Vorliegen eines akuten Belastung im Vorfeld
- „gutartiger“ Verlauf, in der Regel Vollremission innerhalb von Tagen bis < 4 Wochen

Epidemiologie

- keine reliablen Daten

Systematik

- (1) akut polymorph psychotische Störung ohne Symptome einer Schizophrenie
- (2) akut polymorph psychotische Störung mit Symptomen einer Schizophrenie

- (3) akut schizophreniforme psychotische Störung
- (4) akute, vorwiegend wahnhafte psychotische Störung

Diagnosekriterien

- rascher Wechsel in Art und Schwere der Symptome von Tag zu Tag, oder von Stunden zu Stunde
- jede Art von Halluzinationen oder Wahn kann vorkommen
- emotionale Aufgewühltheit, starke Angst
- Antriebsstörung unterschiedlichen Ausmaßes
- Störung 1 und 4 dürfen nicht länger als 3 Monate, Störung 2 und 3 nicht länger als 1 Monat vorkommen

Therapie

- Benzodiazepine in Kombination mit Antipsychotika (Kap. 3.1.1)

4.3.5 Schizoaffektive Psychosen

Definition
Epidemiologie: Lebenszeitprävalenz: 0,5–0,8% • w ≥ m • Erstmanifestation meist im späten Jugendalter
DD: Schizophrenie mit begleitender affektiver Störung • psychotische Depression • psychotische Manie • primär affektive Störungen
Therapie: Antipsychotika • Antidepressiva

Definition

Die Diagnose einer schizoaffektiven Psychosen wird nur dann gegeben, wenn sowohl die schizophrene als auch die affektive (manisch, depressiv oder gemischt) Symptomatik in vergleichbarer Ausprägung und zumindest vorübergehend gleichzeitig vorliegen.

Epidemiologie

- Lebenszeitprävalenz: 0,5–0,8%
- w ≥ m
- Erstmanifestation meist im späten Jugendalter

Differentialdiagnose

Die Differentialdiagnose zur Schizophrenie mit begleitender affektiver Störung, bzw. zur psychotischen Depression oder psychotischen Manie ist in der Akutsymptomatik kaum möglich. Im Längsschnittverlauf kann zumindest die Abgrenzung zu den primär affektiven Störungen deutlicher werden.

Therapie

Sowohl schizomanische als auch schizodepressive Psychosen werden mit (modernen) Antipsychotika behandelt, in der Akutphase, antimanisch ggf. kombiniert mit Valproinsäure oder Carbamazepin, bzw. mit Antidepressiva.

Die Phasenprophylaxe wird ebenfalls mit (modernen) Antipsychotika und/oder mit Carbamazepin oder Valproinsäure. (Kap. 3.1.1)

4.4 Affektive Störungen

Affektive Störungen sind gekennzeichnet durch krankhafte Veränderungen der Stimmung (gehoben/gedrückt), des Antriebs, der Psychomotorik sowie des Denkens des Patienten und neigen zum wiederholten Auftreten. Wesentliche Unterscheidungsmerkmale sind der Krankheitsverlauf und die Dauer der jeweiligen Symptomatik.

Die frühere Unterscheidung in **endogene** und **neurotische Störungen** wurde aufgegeben, da diese wissenschaftlich zu wenig belegt war und ist. Moderne Klassifikationen legen mehr Augenmerk auf den zeitlichen Verlauf der Erkrankung.

4.4.1 Manische Episode

Definition
Epidemiologie: reine Manie selten, häufiger i.R. bipolar-affektiver Störungen • Ersterkrankung um 30.Lj
Ätiologie: neurobiologische/genetisch • evtl. Persönlichkeit
Klinik: euphorisch-gereizte Stimmung • gehobener Selbstwert • Schlafbedürfnis ↓ • Ideenflucht • Logorrhoe • soziale Umtriebigkeit • psychotische Symptome • Hypomanie
Diagnostik: Anamnese • Fremdanamnese • Testverfahren • Ausschluss organischer Ursachen
Ursachen: manische Episode • rezidivierende manische Störung
DD: biplar-affektive Störung • Zyklothymie • andere psychiatrische Krankheiten • organische Störungen • Drogenkonsum
Therapie: sedierende Akuttherapie • Rezidivprophylaxe • Psychotherapie • Psychoedukation für Angehörige
Prognose: meist Vollremission • Residualsymptome • Übergang in bipolar-affektive Störungen oder Suchterkrankung

Definition

Eine Manie ist eine psychische Erkrankung, die durch gehobene Stimmung, gesteigerte Aktivität sowie typischerweise fehlende Krankheitseinsicht charakterisiert ist.

Epidemiologie

- reine Manie selten
- ca. 5% aller affektiven Störungen
- Erkrankungszeitpunkt: junges Erwachsenenalter, ca. 30. Lj
- oft Auftreten i.R. eine bipolar-affektiven Störung

Ätiologie

- regionale Hyperaktivität des noradrenergen und dopaminergen Systems (aminerger Überschuss: Ursache der Manie)
- pathologische Veränderungen im GABA-Systems vermutet
- **genetisch determiniert**
- **hyperthyme Grundpersönlichkeit**
  - stets eher gehobene Stimmung
  - risikofreudig
  - locker bis distanzschwach im Kontakt
  - Zusammenhang mit Manie vermutet, bislang wissenschaftlich nicht belegt

Klinik

- situationsinadäquat gehobene **(euphorische)** bis gereizte **(dysphorische)** Stimmung
- schnell wechselnde Interessen, Aufmerksamkeitsdefizite
- gesteigerter Antrieb mit überschießender **Vitalität** und **Logorrhoe**
- **Selbstwertgefühl** ↑, rein positive Einschatzung der eigenen Fähigkeiten und Möglichkeiten
- **reduziertes Schlafbedürfnis,** kann aufgehoben sein
- formaler Gedankengang beschleunigt mit **Ideenflucht**
- subjektives Gefühl von **Gedankenrasen** (manischer Stupor)
- **soziale Auffälligkeiten:**

  - Distanzlosigkeit im Kontakt
  - sexuelle Enthemmung, gesteigerte Libido
  - tollkühnes Verhalten („ohne Rücksicht auf Verluste")
  - leichtsinniges Verhalten, dessen Risiken subjektiv nicht erkannt werden
  - Aggressivität durch Reizbarkeit
- **keine Krankheitseinsicht**
- Größenideen bis hin zum Größenwahn (s.u.)
- **psychotische Symptome:**
  - Wahneinfälle („Ich bin der König der Welt!")
  - Halluzinationen
- **Hypomanie:**
  - leichtere Ausprägung
  - keine psychotischen Symptome
  - Patienten sind im sozialen Umfeld noch tragbar

KLINIK

Eine **agitierte** Patientin gelangt in Polizeibegleitung zur stationären Aufnahme. Im Vorfeld hatte die Patientin nach Angaben ihrer Familie seit Tagen **kaum noch geschlafen,** sei bei kleinsten Meinungsverschiedenheiten „**explodiert**" und gehe jeden Abend lange aus. Die Patientin gab an, sich wunderbar zu fühlen, sie habe überhaupt keine Probleme. Sie müsse sofort nach Hause und sich um ihre „Vorhaben" kümmern. Sie plane ein Musical mit geistig Behinderten und körperlich Versehrten, welches sie selbst geschrieben habe und auf die Bühne bringen wolle. Zum Zeitpunkt der Aufnahme bestand das Musical bereits aus über 500 Strophen, Refrains, etc. Zu diesem Zweck hatte die Patientin eine Konzerthalle gemietet und sich dabei massiv **verschuldet.** Nachdem die Patientin tagelang nicht mehr nach Hause kam, in diversen Bars mit fremden Männern gesehen wurde und daheim in Gegenwart ihrer Familie tobte, riefen diese die Polizei, welche die stationäre Einweisung wegen Fremd- und Selbstgefährdung einleitete. Es wurde die Diagnose einer **manischen Episode** ohne psychotische Symptome gestellt. Unter adäquater antimanischer Therapie (Kap. 3.1) konnte die Patientin aus der akuten Krankheitsphase „geholt" werden und auf einer offen geführten Station zur Stabilisierung weiterbehandelt werden. Weiterhin stellte sich heraus, dass der **Vater** der Patientin auch an einer manischen Erkrankung litt.

Diagnostik

- Anamnese und Fremdanamnese (wichtig!)
- testpsychologische Verfahren, z.B. Young Mania Rating Scale (YMRS)
- Labor, Drogen-Screening
- EKG, EEG, cerebrale Bildgebung

Ursachen

- manische Episode
- rezidivierende manische Störung → wird den bipolar-affektiven Störungen zugeordet

Differentialdiagnose

- bipolar-affektive Störung (s.u.)
- Zyklothymie (s.u.)
- Schizophrenie, schizoaffektive Psychose (Kap. 4.3)
- Drogenkonsum mit Antriebsteigerung, z.B. Kokain (Kap. 4.1)
- neulogische Störungen (z.B. Morbus Pick mit Frontalhirnsymptomatik, Crashkurs Neurologie)
- endokrinologische Krankheiten, z.B. Hyperthyreose (Kap. 4.1)
- medikamentös induziert Manie, z.B durch Glukokortikoide, Malariamedikation (Kap. 4.1)

Therapie

medikamentöse Therapie der Akutphase (Kap. 3.1)

- Lithium, z.B. Hypnorex®, antimanische Wirkung ab 1,0–1,2 mmol/l Blutspiegel (als Monotherapie wegen schwacher Sedierung und Wirklatenz von ca. 1 Woche nur bei leichter Manie ohne psychotische Symptome sinnvoll)
- moderne Antipsychotika, z.B. Quetiapin, Seroquel® 600-900 mg/Tag (bei „klassischer" Manie alternativ zu Lithium, bei psychotischer Manie Mittel der ersten Wahl)
- Antikonvulsiva, z.B. Valproinsäure, Ergenyl® nach Blutspiegel (Wirkung vergleichbar mit Lithium, wohl besser verträglich, bei i.v. Gabe schneller Wirkeintritt binnen 1–3 Tagen)
- zusätzlich bei schweren manischen Syndromen sedierendes Benzodiazepin, z.B. Lorazepam, Tavor® bis 7,5 mg/Tag

! MERKE

Häufig sind aufgrund der Schwere der Erkrankung hohe Dosen sowie Kombinationen notwendig!

medikamentöse Langzeittherapie

stimmungsstabilisierende Medikamente wie bei bipolar-affektiver Störung (Kap. 3.1)

Psychotherapie

- Akutphase: bei fehlender Behandlungsbereitschaft meist wirkungslos
- Verlauf: unterstützende Gesprächstherapie , auch wegen psychosozialer Folgen
- Aufklärung/Unterstützung der **Angehörigen** → wirksamer Rückfallschutz!

4

Prognose

- fast immer Vollremission der einzelnen manischen Phasen
- 10% der Patienten: Restsymptome wie Schlafstörungen, Überaktivität
- Übergang in bipolar-affektive Störung möglich
- soziale Komplikationen (Straftaten, Beziehungsprobleme) und Suchtmittelmissbrauch → können depressive Erkrankung auslösen

4.4.2 Depression

Definition

Epidemiologie: Prävalenz 5–10% • m:w = 1:2 • häufigste affektive Störung

Ätiologie: neurobiologische/genetische Faktoren • lerntheoretische/tiefenpsychologische Ansätze • andere Faktoren

Klinik: gedrückte Stimmung • Antriebsschwäche • Lustlosigkeit • formale Denkstörungen • sozialer Rückzug • vegetative Symptome • somatisches Syndrom • psychotische Symptome • Ausprägung • Sonderformen • klinischer Verlauf

Diagnostik: Anamnese • Fremdanamnese • testpsychologische Verfahren • Labor/apparative Diagnostik

Ursachen: depressive Episode • rezidivierende depressive Störung

DD: biplar-affektive Störung • Dysthymie • andere psychiatrische Krankheiten • organische Störungen • Drogenkonsum

Therapie: medikamentöse/psychotherapeutische Behandlungen • Schlafentzug • Lichttherapie • EKT • Rezidivprophylaxe

Prognose: gut • meist Spontanremission • Übergang in andere psychische Störungen möglich • 15–20% Suizid!

Definition

psychische Erkrankung charakterisiert durch gedrückte Stimmung, eingeschränkte Aktivität sowie Interesselosigkeit

Epidemiologie

- **Prävalenz 5–10%**, Lebenszeitprävalenz 16%(!)
- Erkrankungsgipfel 30.–45. Lj
- m:w = 1:2
- häufigste affektive Störung, ca. 65 % aller Stimmungserkrankungen
- >65. Lj: Altersdepression, Bevölkerungsprävalenz 10%
- hohe Komorbidität mit Angst-, Ess- und Zwangsstörungen

Ätiologie

aktuell spricht man von einem **bio-psycho-sozialen Krankheitsmodell**, bestehend aus folgenden Einflüssen

genetische Faktoren

- Konkordanzrate bei eineiigen Zwillingen 50%
- 2-fach erhöhtes Erkrankungsrisiko bei Verwandten 1.Grades

neurobiologische Faktoren

- **Katecholamin-Mangel**-Hypothese: funktionales Defizit des noradrenergen Systems (bereits 1965 postuliert)
- **Monoamin-Mangel**-Hypothese: kombinierter Mangel an Noradrenalin, Serotonin und Dopamin
- Dichteabnahme der aminergen **Rezeptoren**, Down-Regulation der noradrenergen Beta-Rezeptoren
- **neuro-endokrinologische** Ansätze, z.B. Hypercortisolismus als möglicher Depressionsauslöser

physikalische Faktoren

- saisonaler **Lichtmangel** (kann sog. Winterdepression bedingen)
- radioaktive Strahlung

soziale Faktoren

- **kritische Erlebnisse (live efents)**, die Stressreaktion hervorrufen (Kap. 4.5)
- länger bestehende Belastungen erzeugen eher depressive Störungen als zeitlich kurze, abgeschlossene Traumata („Lieber Ende mit Schrecken als Schrecken ohne Ende")

lerntheoretischer Ansatz

- **Modell der gelernten Hilflosigkeit:** wiederholtes Erleben, dass negative Erfahrungen von einem selbst unkontrollierbar werden führen zu Versagensgefühlen, Hilflosigkeit und schlussendlich zu depressiver Störung
- **kognitive Theorie:** Grundeinstellung bestimmt durch negative Beurteilung der eigene Person, der sozialen Umwelt und er der Zukunft → permanente Enttäuschungen führen zu depressiven Entwicklung

tiefenpsychologisches Modell

- Reaktivierung frühkindlicher **Mangelerfahrungen**
- **Verlustängste** durch Trennung von ehemals wichtigen Bezugspersonen
- Gefühl des existenziellen „zu wenig" (nichts können, nicht wert sein)

Persönlichkeit

- „Typus melancholicus": prämorbide Persönlichkeitsstruktur mit Selbstunsicherheit, Gewissenhaftigkeit, Ordentlichkeit und Leistungsbetonung

! MERKE

Nur 10–35% aller depressiven Episoden gelten als rein psychoreaktiv ausgelöst, die restlichen Fälle sind multifaktoriel bedingt!

Klinik

- depressive, **gedrückte Stimmung**
- **Interessenverlust**, Lustlosigkeit
- **Antriebsstörung** (Antriebsminderung bis zum depressiven **Stupor**, s.u.)

- Verlust auf Ereignisse der Umwelt emotional zu reagieren bis hin zum Gefühl der Gefühllosigkeit
- **vermindertes Selbstwertgefühl** und Selbstvertrauen
- Konzentrationsdefizite bis zur Pseudodemenz mit **reversiblen** kognitiven Einbußen
- **Libidoverlust**
- erhöhte Ermüdbarkeit, Fehlen von körperlicher Frische
- **sozialer Rückzug,** ungewollte Einsamkeit

vegetative Symptome

- Schlafstörungen (Kap. 4.11)
- Appetitstörungen
- Schwindel
- Tremor

somatisches Syndrom, u.a.

- somatische Schmerzen
- Globusgefühl
- Brustenge, Dyspnoe

psychotische Symptome

- **Wahn:** Versündigung, Schuld oder Verarmung, nihilistischer Wahn (Patient verleugnet seine eigene Existenz)
- seltener **Halluzinationen**, z.B. anklagende Stimmen

Ausprägung

- **leicht depressive Episode:** Symptome nicht besonders ausgeprägt, Alltag nur wenig beeinträchtigt
- **mittel depressive Episode:** erhebliche Einschränkung im Alltag
- **schwere depressive Episode:** Patient ist nicht mehr in der Lage, Beruf, Aktivitäten oder soziale Kontakte aufrecht zuhalten, starke Einschränkung.

klinische Ausprägungsbilder

depressives Syndrom (Kap. 2.2)

Sonderformen

- **saisonale Depression**
  - wiederholtes Auftreten in einem bestimmten Zeitraum des Jahres, meist Winterdepression im Januar/Februar
  - depressive Verstimmung mit Lethargie, Hypersomnie und Hyperphagie
  - meist leichtere Ausprägung, Lichttherapie wirkungsvoll
- **Wochenbettdepression**
  - Auftreten innerhalb von 2 Monaten nach Geburt
  - Prävalenz: bis 0,5%
  - Risiko erhöht bei früheren postpartalen depressiven Episoden und bekannter affektiver Störung der Mutter
  - **DD:** postpartale depressiv-pessimistische Verstimmung (**„baby blues“**) innerhalb 1 Woche nach Geburt, wahrscheinlich durch hormonelle Umstellung bedingt

! MERKE

Bei schwerer depressiver Episode stets somatisches Syndrom vorhanden, psychotische Symptome nur im Rahmen einer schweren Depression!

klinischer Verlauf

- **einmalige** depressive Episode (mind. über zwei Wochen)
- **rezidivierende** depressive Episode, mit monatelangen symptomfreien Intervallen

4

KLINIK

aktuelle Klassifizierung rein deskriptiv, in früheren Klassifikationen wurde mehr Wert auf auslösende Faktoren gelegt, z.B. neurotische Depression

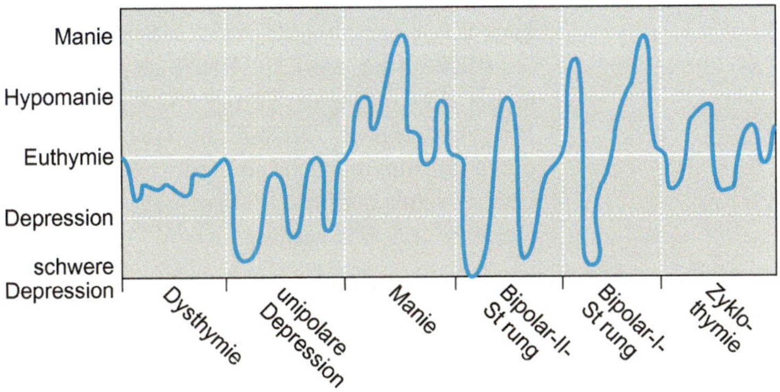

Abb. 4.9 Verlaufsformen affektiver Störungen

Diagnostik

- Anamnese, Fremdanamnese
- Testpsychologische Verfahren, z.B. Hamilton Depression Rating Scale (HDRS)
- Labor, Hormonspiegelbestimmung, Drogen-Screening
- EEG, CT

Ursachen

- **depressive Episode**
- rezidivierende depressive Störung mit monatelangen symptomfreien Intervallen zwischen depressiven Phasen

Differentialdiagnose

- **bipolar-affektive Störung** (Kap 4.4.3)
- Zyklothymie (Kap 4.4.4)
- Anpassungsstörung, PTBS (Kap 4.5)
- Schizophrenie, schizoaffektive Psychose
- Persönlichkeitsstörungen mit (sub)depressiven Phasen, z.B. Borderline-Persönlichkeitsstörung
- Drogensucht (Alkohol!)
- neurologische Störungen (z.B. M. Parkinson Crashkurs Neurologie)
- endokrinologische Krankheiten, z.B. Hypothyreose
- medikamentös induziert Depression, z.B durch Glukokortikoide, Beta-Blocker, Malariamedikation

KLINIK

Eindrücklich und erschreckend sind schwere depressive Verläufe mit suizididalem Ausgang von vormals psychisch gesunden Reisenden, die bestimmte Malariamedikamente eingenommen hatten.

Therapie

medikamentöse Therapie (Kap 3.1)

- **Phytopharmaka**, z.B. Johanniskraut, Jarsin® 300 mg, bei leichter bis mittelschwerer Depression indiziert
- SSRI, z.B. Citalopram, Cipramil® 20–40 mg/Tag

4

- dualwirksames Antidepressivum, z.B. Venlafaxin, Trevilor® 150–375 mg/Tag (Monotherapie über mind. 6 Wochen empfohlen, bei unzureichender Wirkung Serumspiegelbestimmung und ggf. medikamentöse **Umstellung)**
- **psychotische Depression:** Kombination von Antidepressivum und Neuroleptikum , z.B. Risperidon, Risperdal 2–6 mg/Tag
- **ängstliche oder agitierte Depression:** zusätzlich Benzodiazepin zeitlich begrenzt, z.B. Lorazepam, Tavor® 1–2 mg/Tag
- Wirkungslosigkeit: Verstärkung (sog. **Augmentation)** des Antidepressivums durch **Lithium** möglich (Zielserumspiegel 0,6–0,8mml/l)
- rezidivierende depressive Störung: medikamentöse Prophylaxe , z.B. Venlafaxin ,Trevilor® 150–375 mg/Tag

Psychotherapie (Kap 3.2)

- **Veraltenstherapie**
  - pathologisches, depressionserzeugendes Verhalten vom Patienten soll wieder „verlernt" werden
  - Veränderung dysfunktionaler Denkprozesse, Erwerb sozialer Fähigkeiten
  - Wirksamkeit dieser Methode wissenschaftlich belegt
- **tiefenpsychologisch fundierte Psychotherapie**
  - **unbewusste Konflikte** sollen bewusst gemacht werden
  - herapeutische Nutzung der **Übertragung und Gegenübertragung** von Patient und Therapeut
  - Wirksamkeit bislang nicht ausreichend belegt

Schlafentzug

- wiederholte Schlafentzüge bringen bei 30--100% der Patienten vorübergehende Besserung (Effekt hält nur 1–2 Tage an)
- totaler/partieller (zweite Nachthälfte) Schlafentzug möglich
- Frequenz 2–3/Woche
- Patient soll am Tag danach nicht schlafen, sonst verminderter Therapieeffekt

Lichttherapie

- regelmäßige Sitzungen vor künstlicher Lichtquelle, morgens Wirkung am besten
- Indikation: Winterdepression (oben)

Elektrokonvulsionstherapie (Kap 3.1)

- Indikation: therapieresistente Depressionen
- Erfolgsrate: 50–70% bei schweren Depressionen

! MERKE

Aktuelle Studien belegen den Nutzen einer Kombinationsbehandlung aus Psychotherapie und medikamentöser Therapie, beide Verfahren alleine erbringen schlechtere Ergebnisse!

Prognose

- 60% Vollremission
- 30% Residualsymptome (Ermüdbarkeit oder subdepressive Stimmung)
- 10% keine oder nur wenig Befundbesserung
- 50% erleiden mindestens ein Rezidiv
- Übergang in Dysthmia (Kap 4.4.4) oder Suchtkrankheiten (Kap 4.1) möglich
- schlimmste Komplikation: **Suizid,** 15–20% aller an Depression Erkrankten sterben durch die eigene Hand

4.4.3 Bipolar-affektive Störung

Definition
Epidemiologie: Lebenszeitprävalenz 1% • m:w = 1:1
Ätiologie: neurobiologische/genetische/soziale Faktoren
Klinik: manische/depressive Episoden • Mischzustände • Phasendauer • klinischer Verlauf
Diagnostik: manische/depressive Episode
DD: manische/depressive Episode
Therapie: medikamentöse Behandlungen • Rezidivprophylaxe • Psychoedukation
Prognose: gut • oft Drogen- und Alkohohlmissbrauch • 15–20% Suizid!

Definition

Bipolar-affektive Störungen sind gekennzeichnet durch einen phasenhaften Wechsel der Stimmung zum entgegengesetzten Pol, die chronisch verlaufen.

Epidemiologie

- Lebenszeitprävalenz 1%
- m:w = 1:1
- Beginn: 20.–30. Lj
- Komorbidität mit ADHS, genetische Verwandtschaft vermutet

Ätiologie

genetische Faktoren

- **Konkordanzrate** bei eineigen Zwillingen **65–80%**, bei zweieiigen Zwillingen 10%
- 5–10fach erhöhtes Erkrankungsrisiko für Verwandte 1. Grades (wissenschaftlich sehr gut belegt)

neurobiologische Faktoren

je nach Stimmungsrichtung aminerger Überschuss oder Mangel bei manischer oder depressive Episode

soziale Faktoren

psychosoziale Belastungen eher für den Ausbruch einer erneuten Phase verantwortlich, als echte Krankheitsursache unwahrscheinlich

Klinik

- manische oder depressive Episoden jeglicher Ausprägung (Kap 4.4.1, 4.4.2)
- Symptomatik der einzelnen Phasen meist im Verlauf gleich bleiben
- Mischzustände möglich, z.B. deprimierte Stimmung mit Logorrhoe und Größenideen → Mischzustände erscheinen oft beim Übergang zwischen zwei Phasen
- Phasendauer: wenige Tage–mehrere Jahre
- manische Phasen im Durchschnitt kürzer als depressive Phasen
- Anfangs meist symptomfreie Phasen zwischen zwei Episoden
- im Krankheitsverlauf werden die Zyklen kürzer und sind zunehmend von Zwischenphasen mit affektiven Residualsymptomen unterbrochen

Sonderformen

- **bipolar-I-Störung**: „klassische" manisch-depressive Erkrankung mit den oben genannten Phasen
- **bipolar-II-Störung**: wie rezidivierdende depressive Störung mit relativ kurzen hypomanen Nachschwankungen
- **rapid cycling**
  - Frequenz der Stimmungswechsel erhöht, definitionsgemäß ab vier Phasen in einem Jahr
  - 15% der Patienten, davon 75% Frauen

Diagnostik

- Anamnese, Fremdanamnese
- wie bei den einzelnen Episoden

Differentialdiagnose
- manische/depressive Episode (Kap 4.4.1, 4.4.2)

Therapie
medikamentöse Akuttherapie
- manische/depressive Episode (Kap 4.4.1, 4.4.2)

! MERKE
Antidepressiva können manische Phasen aus depressiven Phasen heraus induzieren!

Rezidivprophylaxe (Kap 3.1)

stimmungsstabilisierende Medikation ("mood stabilizer") indiziert ab der zweiten Krankheitsphase innerhalb eines Jahres
- **Lithiumsalze** , z.B Quilonum ret®, Serumspiegel 0,6–0,8 mmol/l
- alternativ Antikonvulsiva, z.B. Carbamazepin, Tegretal® oder atypische Antipsychotika, z.B. Quetiapin, Seroquel®

Ziel: Anzahl der Phasen zu reduzieren und einzelne Episoden abzuschwächen
- **rapid cycling,** z.B. Valproat , Ergenyl cronosphere®, Serumspiegel 50–100 µg/ml
- **bipolar-II-Störung**, z.B. Lamotrigin, Lamictal® 200-400 mg/Tag mit nachgewiesener antidepressiver Wirkung

Psychoedukation (Kap 3.3)
- für Patienten und Angehörige
- kann wesentlich für Krankheitsverlauf sein

Prognose
- keine Spontanremissionen beschrieben
- gute Prognose unter stringenter medikamentöser Therapie
- keine Heilung, aber dauerhaft Symptomfreiheit möglich
- häufig Drogen- und Alkohohlmissbrauch i.S. e. Selbstmedikation
- schwerste Komplikation: **15–20%** der bipolar-affektiv Erkrankten stirbt durch **Suizid**

4.4.4 Anhaltende affektive Störungen

Dysthymie

Definition
Ätiologie: multifaktoriell
Epidemiologie: Lebenszeitprävalenz 3–6% • w:m = 2:1
Klinik: depressives Syndrom • Tagesschwankungen • passager unterbrochen
Diagnostik: Anamnese • depressive Episode
DD: depressive Episoden
Therapie: Kombination Psychotherapie/Pharmakotherapie
Prognose: unter Therapie 40% Vollremission

Definition

Chronisch leicht depressive Stimmung mit verminderter affektiver Schwingungsfähigkeit und reduzierter Leistungsfähigkeit über mind. 2 Jahre.

Ätiologie
- **mulitfaktorielles** Geschehen (Kap 4.4.2)
- milde Form der rezidivierenden depressiven Störung

Epidemiologie
- Lebenszeitprävalenz 3–6%
- w:m = 2:1

Klinik

- chronisches, z.T. über Jahre verlaufendes depressives Syndrom, das nie ganz die Kriterien einer depressiven Episode erfüllt
- alle Symptome einer depressiven Episode möglich, wenngleich in milderer Ausprägung
- Tagesschwankungen möglich
- Symptomatik kann durch freudige Ereignisse passager unterbrochen werden
- Symptome werden oft erst auf Nachfragen geäußert
- früher: „neurotische Depression“
- depressive Episoden: bei 10–25% der Patienten im Krankheitsverlauf (sog. „double depression“)

Diagnostik

- Anamnese, Fremdanamnese
- wie bei depressiver Episode

Differentialdiagnose

depressive Episode

Therapie

- depressive Episode (Kap 4.4.2)
- Kombination Psychotherapie/Pharmakotherapie sinnvoll
- EKT meist wirkungslos

Prognose

- 40% der Patienten erlangen unter Kombination aus Psychotherapie und medikamentöser Therapie Vollremission
- unbehandelt sehr häufig chronische Verläufe

Zyklothymie

Definition

mildere Form der bipolar-affektiven Störung, die über mind. 2 Jahre anhält

Epidemiologie

- Lebenszeitprävalenz 0,4–1%
- m:w = 1:1

Therapie

- **Lithiumprophylaxe** der hypomanen Phasen
- subdepressive Phasen behandelbar wie depressive Episode
- **Kombination** von Psychotherapie und Pharmakotherapie

Prognose

- Übergang in bipolar-affektive Störung in 15–50% der Fälle

4

4.5 Erlebnisreaktive Störungen

akute Belastungsreaktion • posttraumatische Belastungsstörung • Anpassungsstörung

Störungsbilder, die eine Reaktion auf eine Belastung im sozialen oder seelischen Bereich der Patienten darstellen. Abhängig von Art und Ausmaß der Belastungsfaktoren entwickeln auch psychisch gesunde Menschen reaktive Veränderungen im emotionalen Bereich und im Verhalten. Derartige Reaktionen können sich in Störungsbildern zeigen, haben aber auch z.T. wichtige Funktion bei der intrapsychischen Verarbeitung erlebter Belastungen, z.B. bei Trauerreaktionen.

4.5.1 Akute Belastungsreaktion

Definition
Epidemiologie: häufigste erlebnisreaktive Störung • Lebenszeitprävalenz 5–20% • w>m
Ätiologie: belastende Ereignisse • Persönlichkeit
Klinik: psychische Symptome • körperliche Symptome
Diagnostik: Anamnese • Fremdanamnese
DD: andere psychische Krankheiten
Therapie: Verhaltenstherapie • selten Medikation
Prognose: meist Spontanremission • Übergang in andere psychische Störungen möglich

Definition

vorübergehende, meist kurze Zeit nach einem belastenden Ereignis auftretende psychische Störung bei einem bislang psychisch unauffälligen Menschen.

Epidemiologie

- häufigste erlebnisreaktive Störung
- keine genauen Angaben möglich, da meist keine psychiatrische Behandlung erfolgt
- gehäuft bei Jugendlichen, Frauen und älteren Menschen
- geschätzte Lebenszeitprävalenz 5–20%

Ätiologie

belastende Ereignisse

- **ernsthaft Bedrohung** für die eigene Sicherheit oder körperliche Unversehrtheit oder die einer nahestehenden Person
  - (Natur-) Katastrophe
  - Unfall
  - Krieg, Terrorismus, Folter
  - Verbrechen, Vergewaltigung
- plötzliche, bedrohliche Veränderungen im sozialen Umfeld
  - Tod einer nahestehenden Person
  - Verlassenwerden in einer Beziehung
  - schwere körperliche Erkrankung oder Einschränkung durch bestehende Erkrankung
  - Emigration
- plötzliche, belastende Veränderungen der sozialen Stellung
  - schwere Kränkungen durch nahestehende Menschen
  - Besitzverlust, finanzielle Verluste
  - Arbeitsplatzkündigung, berufliche „Degradierung“

Persönlichkeit

- ängstlich-zwanghaft
- genetische Prädisposition für Depression/Angststörung
- analytische Theorie: Reaktivierung von Konflikten, die in der Kindheit erlebt wurden und somit Symptombildung begünstigen

Klink

psychische Symptome

- akut, bereits innerhalb einer Stunde
  - Gefühl des Betäubtseins
  - Desorientiertheit
  - Bewusstseinseinengung mit vermindertem Ansprechen auf äußere Reize (oft nur subjektiv wahrgenommen)
  - Unfähigkeit zu antworten oder auf andere Art zu reagieren
- im Verlauf

- Verzweiflung, Wut
- sozialer Rückzug
- Unbeteiligstein, Desinteresse
- depressiv-ängstliche Grundstimmung

körperliche Symptome

- innere Unruhe, motorische Angespanntheit
- Überaktivität
- vegetative Übererregung: Tachykardie, Schwitzen, Erröten

Diagnostik

Anamnese, Fremdanamnese, z.B. Unfallzeugen

> **! MERKE**
> Für die Diagnose ist ein zeitlicher Zusammenhang zwischen Belastung und Auftreten der Störung gefordert!

Therapie

oft schnelle Remission, vorsichtiges Zuwarten möglich

Verhaltenstherapie

- Zentrierung auf aktuelles Problem
- Gefühlbeschreibung und Erarbeiten von individuellen und sozialen Zukunftsperspektiven

medikamentöse Therapie

Benzodiazepine, z.B. Lorazepam, Tavor® 1–2,5 mg bei innerer Unruhe und Ängsten

Prognose

- Abklingen der Symptome nach Stunden bis wenigen Tagen
- Übergang in dissoziative Störung möglich (Kap. 4.8)
- bei länger andauernder Symptomatik Übergang in Anpassungsstörung möglich

4.5.2 Posttraumatische Belastungsstörung (PTBS)

> **Definition**
> Ätiologie: Situationen außergewöhnlicher Bedrohung • Katastrophen
> Klinik: Flash-backs • Rückzug • Ängste • Vermeidungsverhalten • Wutausbrüche • Angespanntheit • Schlaflosigkeit • Übererregbarkeit
> Diagnose: Anamnese • Fremdanamnese
> DD: posttraumatische Persönlichkeitsstörung
> Therapie: Psychotherapie • medikamentöse Therapie
> Prognose: gut • Chronifizierung möglich

Definition

protrahierte Reaktion auf eine außergewöhnliche Belastung, die i.d.R. bei jedem Menschen eine schwere psychische Beeinträchtigung hervorrufen würde.

Ätiologie

- belastende Ereignisse (Kap. 4.5.1)
- Situationen **außergewöhnlicher Bedrohung** oder **katastrophenartigen Ausmaßes**, z.B.
  - Geiselnahme
  - Vergewaltigung
  - Konzentrationslager
  - Zeuge schwerer Verbrechen

Klinik

psychische Symptome

- **anfänglich** wie bei akuter Belastungsreaktion
- **im Verlauf** (Latenz: Wochen–6 Monate)

- wiederholtes Nacherleben des Traumas in Erinnerungen und Träumen **(Flashbacks**
- Vermeiden von Situationen und Aktivitäten, die Erinnerung an Trauma reaktivieren können
- Unfähigkeit, sich an wichtige Aspekte der Belastung zu erinnern
- Angst vor „Stichworten", die an Trauma erinnern
- Gefühl der emotionalen Stumpfheit
- Starrheit im Affekt und Desinteresse an der sozialen Umwelt (Patienten wirken gleichgültig und unbeteiligt)
- selten: Wutausbrüche, Panikattacken
- Auftreten von Suizidgedanken

körperliche Symptome

- innere Unruhe, Angespanntheit
- Schlaflosigkeit
- vegetative Übererregbarkeit

! MERKE

Angst als psychisches Symptom steht bei vielen Patienten im Vordergrund, so dass die PTBS von einigen Autoren zu den Angststörungen gezählt wird.

Diagnostik

Anamnese, Fremdanamnese

Differentialdiagnose

posttraumatische Persönlichkeitsstörung (Kap. 4.13) → entwickelt sich nach lang andauernder (u.U. Jahre) Belastung, z.B. bei KZ-Häftlingen

Therapie

Verhaltenstherapie

- primär i.S.e. stützenden Krisenintervention
- Expositionsverfahren in sensu
- Angstbewältigungstraining
- Entspannungsverfahren erlernen

medikamentöse Therapie

- antidepressive Medikation mit angstlösender Wirkung, z.B. Paroxetin, Seroxat® 20–40 mg tgl. über 1–2 Jahre
- Albträume: Clomipramin, Anafranil® 25–50 mg abends → supprimiert REM-Akitivität
- innere Unruhe/Ängste: Benzodiazepine, z.B. Lorazepam, Tavor® 1–2,5 mg

Prognose

- 80–90% der Patienten erreichen Remission
- Mehrzahl der Patienten gilt nach 6 Monaten als geheilt
- Übergang in posttraumatische Persönlichkeitsstörung möglich

4.5.3 Anpassungsstörung

Definition

Ätiologie: Veränderung der Lebensumstände
Klinik: depressive Stimmung • Ängstlichkeit • Trauerreaktion • Jugendliche: Störung des Sozialverhaltens
Diagnose: Anamnese • Fremdanamnese
DD: andere erlebnisreaktive Störungen • Depression
Therapie: Psychotherapie • medikamentöse Therapie
Prognose: gut • evtl. Übergang in dissoziative/depressive Störung

Definition

sich über längere Zeit entwickelnde psychische Störung durch Veränderung der eigenen Lebensumstände (soziales Umfeldes/soziale Stellung)

Ätiologie

- Tod einer nahestehenden Person
- Trennung einer Beziehung
- schwere körperliche Erkrankung
- Emigration
- Arbeitsplatzverlust
- Umzug, manchmal ist schon Wohnungsumbau Auslöser

Klinik

- Auftreten: **innerhalb eines Monats** nach Trauma
- Dauer: selten > 6 Monate
- depressive Verstimmung, Ängstlichkeit
- Trauerreaktion
- Besorgnis, zukünftige Aufgaben nicht meistern zu können
- Schwierigkeiten, den Alltag zu meistern
- Jugendliche: aggressives bis delinquentes Verhalten
- Kinder: regressives Rückzugsverhalten, z.B. Bettnässen

Diagnostik

Anamnese, Fremdanamnese

Differentialdiagnose

- akuter Belastungsreaktion
- posttraumatische Belastungsstörung
- depressive Störung

Therapie

Verhaltenstherapie

- stützende Gespräche, Zentrierung auf belastendes Problem
- kognitive Therapie, „Trauertherapie"
- Selbstsicherheitstraining
- Entspannungsverfahren erlernen, z.B. progressive Muskelrelaxation

medikamentöse Therapie

- Ängste: sedierendes Benzodiazepin, z.B. Lorazepam, Tavor® 1–2,5 mg
- hoher Leidensdruck: Antidepressivum, z.B. Citalopram, Cipramil® 20–40 mg

Prognose

- unter Therapie meist Remission
- Übergang in dissoziative oder depressive Störung möglich (Kap. 4.8, Kap. 4.4)

KLINIK

Seelisches Leiden nach Tod einer nahestehenden Person wird als **normale Trauerreaktion** zur Bearbeitung des erlittenen Verlustes bezeichnet, läuft in charakteristischen emotionalen Phasen ab und wird nicht als Anpassungsstörung gewertet. Bei ungewöhnlich starker Ausprägung oder deutlichem Abweichen von soziokulturellen Normen spricht man von **abnormer Trauerreaktion,** die als Anpassungsstörung diagnostiziert wird.

4.6 Angststörungen

Das Gefühl der Angst ist eine Erfahrung, die wohl jeder Mensch kennt. Angst tritt dann auf, wenn eine Bedrohung oder Gefahr subjektiv nicht zu bewältigen erscheint und man sich die Enge getrieben fühlt. Neben dieser emotionalen Ebene kann sich das Phänomen Angst auf vegetativer (Herzklopfen), motorischer (Starrsein vor Angst) und kognitiver Stufe (Black out bei Prüfung) präsentieren. Man unterscheidet Realangst von pathologischen Ängsten, die in objektiv ungefährlichen Situationen auftreten. Je nach Erscheinungsbild und Angstinhalten werden Phobien, Panikstörungen und generalisierte Angststörung differenziert.

4.6.1 Panikstörung (Syn: episodisch paroxysmale Angst)

Definition
Epidemiologie: Prävalenz 2% • w:m = 2:1
Ätiologie: Vulnerabilitäts-Stress-Modell • genetische/neurobiologische Faktoren • lerntheoretische/tiefenpsychologische Ansätze
Klinik: Panikattacke • psychische/körperliches Symptome
Diagnostik: Anamnese • psychopathlogischer Befund • Zusatzuntersuchungen
DD: sekundäre Panikstörung bei psychiatrischen/somatischen Krankheiten
Therapie: Verhaltenstherapie • akute/langfristige medikamentöse Therapie
Prognose: behandelt gute Prognose, sonst häufig Chronifizierung

Definition

Panikstörung: Angsterkrankung, bei der anfallsartig Angstzustände (= Panikattacken) ohne erkennbaren Auslöser auftreten, die mit erheblichen körperlichen Symptomen einhergehen.

Epidemiologie

- Prävalenz: 2%
- w:m = 2:1
- 50% der Patienten mit Panikstörung leiden auch an Agoraphobie (Kap. 4.6.2)

Ätiologie

„Vulnerabilitäts-Stress-Modell"

- **prädisponierende Faktoren:** biologische Faktoren (Konkordanzrate bei eineiigen Zwillingen:30–40%), Persönlichkeitsstruktur, entwicklungsgeschichtlicher Hintergrund
- **auslösende Bedingungen:** traumatische Lernerfahrung (Angstattacken als konditionierte (Fehl-)Reaktion auf traumatisierende Lebensereignisse, s.u.), körperliche Beeinträchtigung durch Drogen/Medikamente/Krankheit, Stress, Konfliktsituationen
- **aufrechterhaltende Bedingungen:** ungünstige Verhaltensweisen, interpersonelle Faktoren, intrapsychische Faktoren, Eigendynamik bei Chronifizierung

Negativ-Spirale (s. Abb. 4.10)

- → **Teufelkreis** mit sich aufschaukelnder Angst
- Wahrnehmung körperlicher Reize (z.B. Herzklopfen), die kognitiv als gefährlich bewertet werden. Dies wiederum führt zu Angstreaktion mit „normalen" Stressreaktionen wie Herzklopfen, was wieder Wahrnehmung der körperlichen Reize nach sich zieht.
- Wenn dies mit äußeren Reizen gekoppelt ist (z.B. U-Bahn, Schlange vor der Kasse) entwickelt sich Vermeidungsverhalten.

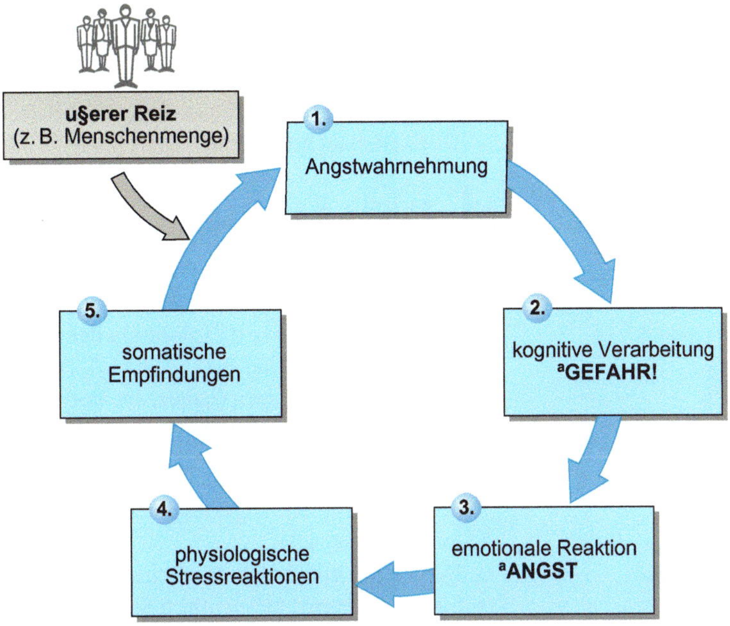

Abb. 4.10 Negativspirale der Angst

Lerntheorie (Zwei-Faktoren-Modell)

- pathologische Verknüpfung eines neutralen Reizes (z.B. Schlange vor der Kasse) mit einer angstbesetzten Reaktion → klassische Konditionierung
- in der Folge wird am eigenen (Vermeidungs-)Verhalten gelernt, das negative Konsequenzen vermeidbar sind → Operante Konditionierung

Klinik
wiederkehrende Angstattacken

- episodisch auftretend
- Dauer: Sekunden–wenige Minuten, selten bis zu 30 min
- **überraschender Beginn**
- **kein** angstauslösender Stimulus vorhanden (DD: phobische Störungen)

! MERKE
Eine Panikattacke ist fast immer selbstlimitierend, da sich während der Attacke die aktivierenden Synapsen erschöpfen.

psychische Symptome

- Unsicherheitsgefühl, Ohnmachtgefühl
- Angst, zu kollabieren/sterben
- Furcht, verrückt zu werden
- **Derealisationserleben** (s.u.), Depersonalisationserleben
- häufig Entwicklung einer Erwartungsangst vor erneuter Panikattacke
- (Angst vor der Angst = **Phobophobie**)
- Verlauf: Vermeidungsverhalten vor Situationen, in denen bei einer Panikattacke keine Hilfe oder kein Entkommen möglich wäre

KLINIK
Eine Patientin gibt an, während einer Panikattacke ihre Umwelt wie durch Milchglas wahrzunehmen (=Derealisationserleben).

körperliche Symptome

- Dyspnoe, thorakale Beklemmungsgefühle
- Schwindel, Gangunsicherheit,
- Tachykardie, Palpitationen, Zittern
- Kribbelparästhesien, Taubheitsgefühle, Hitze- und Kälteschauer,
- Übelkeit, Bauchschmerzen, Diarrhöe

! MERKE

Bei plötzlicher Panikattacke z.B. in Menschenmengen kann Vermeidungsverhalten und so eine Agoraphobie (s.u.) entstehen!

Diagnostik

- gründliche Anamnese (Exploration der Angstsymptome)
- Psychopathologischer Befund (Kap. 1.2)
- Zusatzuntersuchungen (Labor, apparative Untersuchungen (Kap.1.3)

Differentialdiagnose

psychiatrische Ursachen

- andere Angsterkrankungen
- Schizophrenie mit angstbesetzten Wahninhalten oder abnormen Leibwahrnehmungen (Kap 4.3)
- Depression mit charakteristischen Angstthemen (v.a. Zukunft-, Existenzängste)
- Suchtmittelkonsum/Suchtmittelentzug (z.B. Halluzinogene, Amphetamine)
- Delir
- ängstlich-vermeidende Persönlichkeitsstörung mit den typischen Symptomen (Kap 4.13)

somatische Ursachen

Angst kann durch viele körperliche Erkrankungen hervorgerufen werden:

- pulmonale Angstsyndrome (z.B. Asthma bronchiale)
- kardiale Angstsyndrome (z.B. KHK, Herzinsuffizienz, Herzinfarkt)
- endokrine Angstsyndrome (z.B. Hyperthyreose, Hypothyreose, Phäochromozytom)
- metabolische Angstsyndrome (z.B. Hypoglykämie)
- zerebrale Angstsyndrome (zerebrale Anfallsleiden, Demenz, M. Parkinson)

Therapie

Psychotherapie (Kap 3.2)

- Aufklärung über Krankheitsbild (Erläuterung der psychophysiologischen Zusammenhänge)
- **kognitiv-behaviorale Therapie**

KLINIK

Kognitiv-behaviorale Therapie: Exploration, Bewertung und Korrektur der für den Patienten mit der Angst verbundenen irrationalen Annahmen

- **Desensibilisierung** nach Erlernen eines **Entspannungsverfahrens** (im entspannten Zustand stufenweises Heranführen des Patienten an den angstauslösenden Reiz → nur sinnvoll bei Panikstörung mit Vermeidungsverhalten)

medikamentöse Therapie (Kap 3.1)

akute Panikattacke

schnellwirksame Benzodiazepine (z.B. Lorazepam, Tavor® 1–2,5 mg)
langfristige Behandlung der Panikstörung

- SSRI (selektive Serotoninwiederaufnahmehemmer) (z.B. Paroxetin, Seroxat® 20–40 mg)
- Tricyclische Antidepressiva (z.B. Clomipramin, Anafranil® 75–150 mg)
- bei Bedarf zeitlich begrenzte Benzodiazepingabe (→ **Suchtgefahr**)

KLINIK
Bei Therapieerfolg Fortführung der Antidepressivagabe über **12** Monate, dann langsame Dosisreduktion.

Prognose

- gute Prognose bei Behandlung
- Spontanremission: 10–20%
- Unbehandelt: 50–80% der Patienten chronischer Verlauf
- Komplikation: Suchtmittelkonsum

4.6.2 Agoraphobie

Definition
Epidemiologie Prävalenz 7% • w>m
Klinik: spezifische Angstauslöser • psychische/körperliches Symptome • Vermeidung • soziale Isolation
Diagnostik: Anamnese • psychopathlogischer Befund • Zusatzuntersuchungen
DD: phobische Störungen/andere psychiatrische Krankheiten
Therapie: Verhaltenstherapie • akute/langfristige medikamentöse Therapie
Prognose: behandelt gute Prognose • sonst häufig Chronifizierung

Definition

Agoraphobie=Angsterkrankung, bei der **situationsgebundene Angstzustände** im Vordergrund stehen, die z.T. mit erheblichen psychosozialen Einbußen durch Vermeidungsverhalten vergesellschaftet sind.

KLINIK
agora (griech.)=Marktplatz, phobie(griech.)=Angst → Angst vor dem Marktplatz

Epidemiologie

- Prävalenz: 7%
- w>m
- Erkrankungsgipfel: Jugendalter, frühes Erwachsenenalter
- hohe Koinzidenz mit Panikstörung

Klinik

typisches Phänomen: Angst vor der Angst = Erwartungsangst

typische Ängste vor

- offenen Plätzen
- Menschenmengen
- allein reisen
- geschlossenen Räumen, Geschäften oder öffentlichen Verkehrsmitteln
- Verlassen der eigenen Wohnung

KLINIK
Hauptursache der agoraphoben Ängste ist die Trennung von einer sicherheitsgebenden Situation!

4

psychische Symptome

- **Vermeidung** der angstauslösenden Situation
- sozialer Rückzug bis zur völligen **Isolation** zu Hause
- Fehlen eines Fluchtweges in einer phobischen Situation wird als äußerst bedrohlich erlebt
- im Verlauf können **Panikattacken** möglicher Teil der Erkrankung werden

körperliche Symptome

vegetative Reaktionen (z.B. Schwitzen, Zittern), Beklemmungsgefühl

Diagnostik

- gündliche Anamnese (zwei der oben genannten Angstursachen müssen für die Diagnose bestehen)
- psychopathologischer Befund (Kap. 1.2)
- Zusatzuntersuchungen (Labor, apparative Untersuchungen (Kap. 1.3)

Differentialdiagnose

- andere phobische Störungen
- Panikstörung
- Depression mit sozialem Rückzug

Therapie

Verhaltenstherapie

- genaue Aufklärung über Krankheitsbild und eventuelle psychische Begleitkrankheiten
- kognitiv-behaviorale Therapie
- Exposition mit dem stärksten angstauslösenden Reiz → Habituation (d.h. Gewöhnung an Reiz) ohne Möglichkeit Vermeidungsstrategien zu entwickeln
- stufenweise Desensibilisierung (s.o.) heute im Hintergrund

Medikamentöse Therapie

- **akut:** kurz- bis mittellang wirksames Benzodiazepin (z.B. Lorazepam, Tavor® 1–2,5mg)
- **langfristig:** Antidepressivum, z.B. SSRI (z.B. Paroxetin, Seroxat® 20–40mg)

Prognose

- behandelt gute Prognose
- Spontanremission 10–30% der Patienten
- unbehandelt: 50--80% chronischer Verlauf
- Komplikation: Suchtmittelkonsum

4.6.3 Soziale Phobie

Definition
Epidemiologie: Prävalenz 2% • w > m • Beginn im Jugendalter
Ätiologie genetische/neurobiologische Faktoren • lerntheoretische/tiefenpsychologische Ansätze
Klink: Auslöser • psychische/körperliches Symptome
Diagnostik: Anamnese, psychopathlogischer Befund • Zusatzuntersuchungen
DD: andere psychische Krankheiten
Therapie Verhaltenstherapie • akute/langfristige medikamentöse Therapie
Prognose: behandelt gute Prognose • häufig Chronifizierung bei sozialer Phobie

Definition

soziale Phobie = irrationale Angst vor bestimmten Objekten, Situationen oder Aktivitäten in der Öffentlichkeit ohne Verhältnis zur wirklichen Gefahren.

! MERKE
Ängste können nur auf einen Auslöser (z.B. Sprechen vor Publikum) beschränkt (=isolierte soziale Phobie)oder generalisiert (generalisierte soziale Phobie) sein.

Epidemiologie

- Prävalenz: 2%, Lebenszeitprävalenz 10–15%
- Beginn meist im Jugendalter
- w>m

Ätiologie

genetische Faktoren

- höhere Konkordanzrate bei eineiigen Zwillingen

neurobiologische Faktoren

- gesteigerte Aktivität des aufsteigenden noradrenergen Systems → gesteigerte Alarmbereitschaft

psychologische Faktoren

- Tiefenpsychologie: Phobie als Ausdruck ungelöster innerpsychischer Konflikte
- Lerntheorie: Häufig Auftreten von Phobien im Zusammenhang mit traumatischen Erlebnissen, dadurch pathologische Verknüpfung von Auslöser und Konsequenz

Klinik

- **Ängste** (Kap. 4.6.1) werden durch stets gleiche, im allgemeinen **ungefährliche Objekte oder Situationen ausgelöst**

KLINIK

- Furcht vor **prüfender Betrachtung durch andere Personen** in kleinen Gruppen (nicht dagegen in großen Menschenmengen)
- **Vermeiden von allgemeinen/speziellen sozialen Situationen**: Sprechen oder Essen in der Öffentlichkeit, Besuch von öffentlichen Veranstaltungen, Treffen mit dem anderen Geschlecht, Angst vor Erröten (Erythrophobie)

- Konfrontation mit dem „Stimulus“ → Angstreaktion
- typischerweise **Vermeiden** dieser Auslöser oder Ertragen derselben voller Angst
- Symptombreite von leichtem Unwohlsein bis zur panischen Angst
- Entwicklung einer Angst vor der Angst **(Phobophobie)**

! MERKE

Vermeidungsverhalten ist alles, was die Angst reduziert!

Diagnostik

- Eigen- und Fremdanamnese
- psychodiagnostische Verfahren (Kap. 1.3)

Differentialdiagnose

- Schizophrenie (mit akuten angstbesetzten Wahneinfällen)
- Depression (mit ungewolltem sozialem Rückzug)
- Zwangsstörung
- Persönlichkeitsstörung vom ängstlich-vermeidenden Typ (Kap. 4.13)

Therapie

Verhaltenstherapie (Kap 3.2)

- genaue Aufklärung über Krankheitsbild und psychophysiologische Zusammenhänge
- kognitiv-behaviorale Therapie
- **Exposition in sensu** (Patient stellt sich Angstauslöser vor)
- **Exposition in vivo** (Patient wir mit Angstauslöser konfrontiert) → Habituation an Reiz und Aushalten desselben bis zum Spannungsabfall ohne Möglichkeit, Vermeidungsstrategien zu entwickeln
- stufenweise Desensibilisierung heute nur noch bei Prüfungsphobie indiziert
- kognitive Techniken und Training sozialer Kompetenz:

KLINIK

- **Gruppentherapie** mit Rollenspielen: Erlernen sozialer Fähigkeiten/Verhaltensweisen unter Mitmenschen
- Verhaltensexperimente: Passanten in Fußgängerzonen interviewen

medikamentöse Therapie (Kap 3.1)

- **vorübergehend** Benzodiazepine (z.B. Lorazepam, Tavor® 1–2,5 mg)
- Beta-Blocker bei umschriebenen Formen (sog. performance anxiety)
- **langfristig:** SSRI-Antidepressivum (z.B. Paroxetin, Seroxat® 20–40 mg) → hohe und langdauernde Verabreichung nötig
- alternativ Antidepressivum MAO-Hemmer: Moclobemid, Aurorix® 400–600 mg)

! MERKE

Eine medikamentöse Therapie ist nur bei schwerer Ausprägung der Phobie oder Generalisierung notwendig.

Prognose

- unbehandelt → chronischer Verlauf
- gehäuft Suchtmittelmissbrauch und depressive Episoden
- kann einer Alkoholsucht vorausgehen
- hohe Rezidivrate

4.6.4 spezifische (=isolierte) Phobie

4

Definition
Epidemiologie: Prävalenz 6% • w>m • Beginn im Jugendalter
Ätiologie genetische/neurobiologische Faktoren • lerntheoretische/tiefenpsychologische Ansätze
Klink: Auslöser • psychische/körperliches Symptome
Diagnostik: Anamnese, psychopathlogischer Befund • Zusatzuntersuchungen
DD: andere psychische Krankheiten
Therapie Verhaltenstherapie • akute/langfristige medikamentöse Therapie
Prognose: behandelt gute Prognose • häufig Chronifizierung

Definition

spezifische Phobie = umschriebene Angst vor einem bestimmten Objekt oder einer bestimmten Situation (Tiere, Höhe, Spritzen etc.)

KLINIK

- Akrophobie = Höhenangst
- Arachnophobe = Angst vor Spinnen
- Aviophobie = Flugangst
- Zoophobie = Angst vor Tieren

Epidemiologie

- Prävalenz: ca. 6%, Lebenszeitprävalenz 10–25%
- Beginn meist in Kindheit, zweiter Erkrankungsgipfel um das 25. Lebensjahr
- w>m

! MERKE

Isolierte Phobien leichterer Ausprägung, werden nicht als „krankhaft" gewertet und behindern nicht das tägliche Leben.

Ätiologie

s. soziale Phobie (Kap 4.6.3)

KLINIK

Bei einem bislang gesunden jungen Mann entwickelt sich nach einem Absturz beim Freizeitklettern, der ohne körperliche Schäden blieb, eine ausgeprägte Höhenangst, so dass ihm Bergsteigen nicht mehr möglich war.

Klinik

Furcht vor isolierten Situationen, Objekten oder Personen

- Tierphobie (Zoophobie), z.B. vor Spinnen, Hunden, Mäusen
- situationale Phobie, z.B. vor Höhe, Prüfungen, geschlossen Räumen (Klaustrophobie), Fliegen
- Verletzungsphobie, z.B. vor Spritze, Blut, Arztbesuch
- andere: z.B. vor Infektionen oder Krebs (Karzinophobie)

! MERKE

Es gibt so viele Phobien wie es auslösende Objekte oder Situationen gibt!

Diagnostik/ Differentialdiagnostik

s. soziale Phobie (Kap 4.6.3)

Therapie

Verhaltenstherapie

s. soziale Phobie (Kap 4.6.3)

Medikamentöse Therapie

- **vorübergehend** Benzodiazepine (z.B. Lorazepam, Tavor® 1–2,5 mg)
- Beta-Blocker bei vegetativer Übererregung (z.B. bei Prüfungsphobie)

Prognose

- meist keine Therapie nötig (s.o.)
- gute Prognose unter Therapie
- 50% aller isolierten Phobien persistieren!

4.6.5 Generalisierte Angststörung

Definition

Epidemiologie Prävalenz 2% • Lebenszeitprävalenz bis 10% • w:m = 2:1 • Komorbidität
Ätiologie genetische/neurobiologische Faktoren • lerntheoretische/tiefenpsychologische Ansätze
Klinik: diffuse Ängste • andauernde Sorgen • körperliche Anspannung
Diagnostik: Anamnese • Testverfahren • EEG •
DD: psychiatrische/somatische Krankheiten
Therapie Verhaltenstherapie • medikamentöse Therapie
Prognose: behandelt bei 30% Besserung • sehr häufig Chronifizierung

Definition

Die generalisierte Angststörung ist charakterisiert durch eine **anhaltende Angstsymptomatik,** die nicht auf eine Phobie, eine Panikstörung oder eine Angst vor Panikattacken zurückgeführt werden kann und bei der ständige Sorgen und anhaltende Ängstlichkeit im Vordergrund stehen.

Epidemiologie

- Prävalenz: 2%, Lebenszeitprävalenz ca.5–10%
- w>m
- häufigste Angststörung > 65 Jahre

- Komorbidität mit Depressionen und Schmerzstörungen

Ätiologie

„Vulnerabiltäts-Stress-Modell“ (Kap.4.6.1)

Klinik

psychische Symptome

- generalisierte (d.h. alle Lebensbereiche umfassende) Ängste, die unrealistisch und objektiv übertrieben erscheinen
- schleichender Beginn, z.T. über Jahre
- diffuses Angsterleben, sog. **frei flottierende** Ängste
- **sorgenvolle Erwartungshaltung**oft den ganzen Tag anhaltend
- selten: einzelne Panikattacken

KLINIK

Angstinhalte

- Ängste um eigene Gesundheit oder die der Angehörigen
- Sorgen, dass Unglücke sich ereignen **könnten**
- finanzielle Sorgen ohne konkreten Hintergrund
- Sorgen um Leistungsfähigkeit im sozialen Bereich

körperliche Symptome

- motorische Anspannung: Zittern, Schmerzen, leichte Ermüdbarkeit
- vegetative Überregbarkeit: Dyspnoe, Tachykardie, Schwitzen, häufiges Wasserlassen, Kloßgefühl im Hals
- erhöhte Aufmerksamkeit (Hypervigilanz): Angespanntheit, Schreckhaftigkeit

Diagnostik

- Eigen- und Fremdanamnese
- psychodiagnostische Verfahren, z.B. Angstfragebogen

Differentialdiagnose

psychiatrische Ursachen

- andere Angststörungen
- depressive Störung (Kap 4.4)
- ängstlich vermeidende Persönlichkeitsstörung (generelle Verlegenheit in sozialen Situationen) (Kap. 4.13)
- posttraumatische Belastungsstörung (angsterzeugendes Trauma wird fortdauernd wiedererlebt) (Kap. 4.5)

somatische Ursachen

- organisch-ängstliche Störung (z.B. bei Hypothyreose)

Therapie

Verhaltenstherapie (Kap 3.2)

- kognitive Psychotherapie
- Information über Erkrankung, Bewusstmachen des Zusammenhangs körperlicher und psychischer Symptome
- Erlernen von Entspannungsverfahren (z.B. Yoga, Autogenes Training, PMR) → Reduktion des autonomen Erregungsniveaus
- Analyse pathologischer Sorgen
- Training sozialer Fähigkeiten (z.B. Rollenspiel)
- allgemeine Bewältigungsstrategien (z.B. Angstsymptome selbst kontrollieren)
- erlernen von Strategien zur Rückfallprophylaxe

medikamentöse Therapie (Kap 3.1)

- langfristig SSRI-Antidepressivum (z.B. Paroxetin, Seroxat® 20–50mg tgl) → vollständige Wirkung erst nach 8–12 Wochen

- Bezodiazepine als Komedikation (z.B. Diazepam, Valium® 1–6mg tgl) → Wirkung eher auf somatische Angstsymptome
- alternativ: nicht sucht-erzeugendes Anxiolytikum (z.B. Buspiron, Bespar® 15–30 mg tgl), 4 Wochen Wirklatenz → nur für generalisierte Angststörung zugelassen
- altenantiv: Antikonvulsivum Pregabalin, Lyrica® 200–450mg tgl) → seit 2006 zugelassen, schnelle Wirkung, gute Anxiolyse

Prognose

- Dauer bis Diagnose durchschnittlich 20 Jahre(!), da häufig Fehldiagnosen mit ungenügender Therapie
- Erfolgsquote nur 20–30%
- Verlauf chronisch
- Hohe Rezidivneigung

! MERKE
Keine andere psychische Störung weist eine derart lange Latenzzeit von Beginn der Erkrankung bis zur endgültigen Diagnose auf!

4.7 Zwangsstörung

Definition
Epidemiologie Prävalenz 2% • hohe Dunkelziffer
Ätiologie genetische/neurobiologische Faktoren • lerntheoretischer/tiefenpsychologischer Ansatz
Klink: Zwangsgedanken • Zwangsbefürchtungen • Zwangsimpulse • Zwangshandlungen • Zwangsrituale
Krankheitsverlauf: Zwangsrituale • Depression
Diagnostik: Anamnese • somatische Abklärung
DD: andere psychische Krankheiten
Therapie: Verhaltenstherapie/analytische Psychotherapie • medikamentöse Therapie • Psychochirurgie • EKT
Verlauf häufig Chronifizierung • meist nur Teilremission der Symptome

Definition

Eine Zwangsstörung ist charakterisiert durch wiederkehrende für den Betroffenen als sinnlos oder quälend empfundene Gedanken, Impulse oder Handlungen.

Epidemiologie

- Prävalenz in der Bevölkerung 2% → hohe Dunkelziffer aus Schamgründen
- Erkrankungsgipfel: Kindes- und frühes Erwachsenenalter

Ätiologie

genetische Faktoren

- hohe Konkordanz bei eineiigen Zwillingen (87%)
- Verwandte 1. Grades: Risiko 8%

neurobiologische Faktoren

- neurostrukturelle Veränderungen in den Basalganglien
- neurochemische Veränderungen im Serotonin-Stoffwechsel

lerntheoretischer Ansatz

Erlernen von Zwangsphänomenen führt zur Angstreduktion, so „verfestigen" sich nach und nach i.S. eines operanten Konditionierens die Zwänge.

tiefenpsychologischer Ansatz

Patient verharrt in seiner psychischen Entwicklung in der genitalen Phase und neigt zur Regression in die anale Phase. Kennzeichnend ist eine starkes Über-Ich („Sauberkeit, Ordentlichkeit") und intensive Beschäftigung mit den Themen Aggression und Selbstkontrolle → neurotische Abwehrmechanismen versagen sukzessive und der Patient entwickelt Zwänge.

Klinik

Patienten erleben gegen ihren Willen und entgegen ihrer rationalen Überzeugung auftretende Symptome, z.B.

Zwangsgedanken

aggressive, obszöne oder blasphemische Inhalte

KLINIK

Ein Patient verspürt den Zwangsgedanken, Gott öffentlich zu beschimpfen, oder wildfremde Passanten mit einem Messer zu verletzen.

Zwangsbefürchtungen

Vorstellung von unangenehmen oder angsteinflößenden Ereignissen

KLINIK

Ein Patient muss sich permanent eine Massenkarambolage auf der Autobahn mit den entsprechen Folgen und schrecklichen Eindrücken am Unfallort vorstellen.

Zwangsimpulse

Drang, aggressive oder obszöne Handlungen auszuführen

KLINIK

Eine Patientin verspürt den steten quälenden Drang, ihrem ungewollten Baby mit einer Zigarette Brandwunden zuzuführen.

Zwangshandlungen

stetes Ausführen von Handlungen zur Angstreduktion oder Spannungsabbau

- Waschen, Reinigen (Händewaschen, Wohnung putzen)
- Kontrollieren (Türen abschließen, Herdplatten ausschalten)
- Ordnung halten (penible Schreibtischordnung)
- Zählen, Berühren oder Sammeln (z.B. Sprossen der Jalousie zählen)

! MERKE

In 66% der Fälle treten die oben genannten Symptome kombiniert auf! Es besteht immer Einsicht in die Unsinnigkeit und Ich-Fremdheit der Zwänge!

Krankheitsverlauf

- fortgeschrittenes Krankheitsstadium: Zwangsphänomene werden systematisiert **(Zwangsrituale)** und z.T. nicht mehr als unsinnig gesehen → es entsteht massive Angst, wenn Rituale nicht eingehalten werden können
- neben Ängsten und Phobien kommt es häufig zum Auftreten von Depressionen

KLINIK

Eine Patientin, die seit Jahren an einem Handwaschzwang litt, entwickelt eine systematisierte (Reinigungs-)Zwangsstörung mit täglicher Verweildauer im Badezimmer von mehreren Stunden und Verbrauch von 10 Rollen Toilettenpapier pro Tag.

Diagnostik

- Anamnese, Fremdanamnese (oft unauffällig)
- obligate und fakultative Diagnostik zum Ausschluss organischer Störungen

! MERKE

Zwangstörungen werden sehr häufig übersehen!

Differentialdiagnose

- **organisch**-psychische Störungen (z.B. Chorea minor)
- **anankastische Persönlichkeitsstörung** (Patienten finden ihr Verhalten, z.B. Überkorrektheit, Ordnungsliebe, angemessen und gerechtfertigt)
- **Depression** (oft mit Zwängen vergesellschaftet, die aber nur **phasenweise** bestehen)
- **Angststörungen** (oft sehr schwierig abzugrenzen, da bei Zwängen Phobien und Panikattacken entstehen können)
- **schizophrene Störungen** im Frühstadium (Ich-Fremdheit der Zwänge wird vom Patienten **nicht** anerkannt)
- **Impulsstörungen**, z.B. Glücksspiel (werden vom Betroffenen **lustvoll** erlebt)
- **Gilles de la Tourette-Syndrom:** sozial unangemessenes Verhalten (z.B. lautes Rufen obszöner Worte, motorische Auffälligkeiten) vom Patienten als sehr quälend erlebt, massive soziale Probleme, Krankheit jedoch eher als Tic zu werten

Therapie

Verhaltenstherapie (Kap 3.2)

- Aufklärung über Krankheitsbild
- Verhaltensanalyse (Welche Symptome treten wie und wann auf?)
- wiederholte, systematische Konfrontation mit Zwangsinhalten mit dem Ziel der Reaktionsvermeidung → Exposition bis zum Spannungsabfall
- kognitive Bearbeitung der Annahmen und Interpretationen, die mit dem Auftreten der Zwänge verbunden sind
- Übergang zu selbstkontrollierter Konfrontation (tägliches „Üben")
- begleitend dazu Erlernen und Ausführen von Entspannungsverfahren

psychoanalytische Verfahren (Kap 3.2)

- Aufdeckung von kindlichen Entwicklungsdefiziten und Lösung bestehender neurotischer Konflikte
- Ziel ist Symptomreduktion durch Nachreifung des Patienten → analytische Therapie meist durch Ambivalenz der Patienten erschwert

medikamentöse Therapie (Kap 3.1)

langfristige Behandlung

- SSRI (z.B. Paroxetin, Seroxat® 20–40 mg)
- trizyklisches Antidepressivum (z.B. Clomipramin, Anafranil® 225–300 mg) → oft höhere Dosen als bei Depressionstherapie nötig, und Therapieerfolg erst nach 8–12 Wochen zu erwarten
- bei Ängsten kurzfristig Benzodiazepine (z.B. Lorazepam, Tavor® 0,5–2 mg/Tag)
- bei Therapieresistenz atypisches Neurolpetikum (Risperidon, Risperdal® 0,5–3mg/Tag)

! MERKE

Kombination aus Psychotherapie und medikamentöser Therapie ist am erfolgversprechendsten!

Psychochirurgie

- Ultima ratio bei extrem schweren Krankheitsfällen und Therapieresistenz, z.B. limbische Leukotomie, anteriore Kapsulotomie
- neueres Verfahren: stereotaktische Verödung hypothalamischer Kerngebiete

Prognose

- 10–15% der Patienten werden unter o.g. Kombinationstherapie gesund
- häufige Rezidive
- nach abrupten Absetzen der Medikation kommt es bei 80% der Patienten zum Rezidiv

- ohne Therapie entwickelt bei 60-70% der Patienten chronischer Verlauf → davon leiden 15% an massiven Einschnitten im täglichen Leben
- Spontanremissionen sehr selten beschrieben

4.8 Dissoziative Störungen

Definition
Ätiologie: psychogen
Klinik: pseudoneurologische Symptome/Syndrome
Diagnostik: Ausschlussdiagnose nach umfangreicher somatischer Diagnostik
Therapie: Psychotherapie • symptomatische Medikation bei Stupor oder Krampfanfällen

Definition

dissoziativ: gestörte Fähigkeit der bewussten und selektiven Kontrolle der Wahrnehmungen und Erinnerungen → eigene Erfahrungsinhalte können nicht auf der Gedächtnis-, Wahrnehmungs- oder Funktionsebene in das unmittelbare Erleben oder die aktuelle Erfahrung des Betroffenen integriert werden

- alle hierzu gezählten Störungen „täuschen" eine **neurologische Erkrankung** vor (= pseudoneurologische Symptome)

Klassifikation

- dissoziative Amnesie
- dissoziative Fugue
- dissoziativer Stupor
- Trance- und Besessenheitszustand
- dissoziative Bewegungsstörung
- dissoziative Krampfanfälle
- dissoziative Sinnes-, Sensibilitäts- und Empfindungsstörung
- dissoziative Identitätsstörung

Epidemiologie

- Punktprävalenz: 0,3–0,5%
- Lebenszeitprävalenz: 0,5–4,6%
- w>m = 3:1 (bis 10:1)
- häufig Komorbidität mit anderen psychiatrischen Störungen:
  - Persönlichkeitsstörungen: 30%
  - Angsterkrankungen: 12–25%
  - Somatoformen Störungen ca. 15%

Ätiologie

psychogen (per definitionem!)

Klinik

KLINIK
Vor Beginn der Symptomatik steht bei allen Formen der dissoziativen Störungen ein belastendes Ereignis (Konflikt), dem durch die Symptomatik vorübergehend „ausgewichen" werden kann. Zusätzlich profitiert der Betroffene von der gewährten Zuwendung und Beachtung (sekundärer Krankheitsgewinn)!

dissoziative Amnesie

- häufig unvollständiger Erinnerungsverlust für wichtige aktuelle Ereignisse (Unfälle, traurige Ereignisse), kann nicht durch normale Vergesslichkeit erklärt werden, das Ausmaß variiert bei wiederholter Schilderung
- Diskrepanz zwischen vollständigem Verlust einzelner Gedächtnisinhalte bei vollem Erhalt des Restgedächtnisses. Keine anderen kognitiven Defizite.

dissoziative Fugue

- Fluchtverhalten mit dissoziativer Amnesie
- der Betroffene verlässt unerwartet, aber (auch kognitiv) organisiert seinen normalen Lebensbereich (Tage, Monate, Jahre), reist in eine andere Stadt/Land, meist mit Bezug zu früheren Lebensereignissen
- aufgeben von Beziehungen/Arbeitsplatz
- retrograde Amnesie nach Rückkehr besteht für große Teile der Zeit

dissoziativer Stupor

- katatoner Stupor (Kap. 2.1.8)
- Einengung des Bewusstseins auf „innere Vorgänge", keine Reaktion auf die Umwelt
- unmittelbaren Vorgeschichte: meist schweres, akut belastendes Ereignis

Trance- und Besessenheitszustand

- Trance: zeitlich begrenzter Verlust des ursprünglichen Gefühls, die Person zu sein, die man eigentlich ist
- Reduktion der bewussten Wahrnehmung auf wenige Stimuli, Bewegungsabläufe einförmig, stereotyp
- Besessenheit: Überzeugung, ein „anderer" zu sein, von einer „Macht" gesteuert zu werden
- seltenes Phänomen im mitteleuropäischen Kulturkreis
- Auftreten nur im Rahmen kultischer Rituale → nicht als dissoziative Störung diagnostizieren

dissoziative Bewegungsstörung

- dissoziative Lähmung einer Extremität, bis hin zum Querschnittssyndrom
- dissoziative Gangstörung bei mangelnder Koordination, bizarrer Gang
- dissoziative Paresen: unwillkürliche Bewegungen der „betroffenen" Extremitäten, wenn die Aufmerksamkeit abgelenkt ist

dissoziativer Krampfanfall

- häufig klinisch schwer zu unterscheiden
- keine Bewusstlosigkeit, eher tranceähnlicher Zustand (DD: komplex-fokaler Anfall)
- fast nie somatische Begleiterscheinungen, seltenst Zungenbiss oder Sturzverletzungen

dissoziative Sinnes-, Sensibilitäts- und Empfindungsstörungen

psychogene Blindheit, Taubheit oder Geschmacksverlust, anatomisch unwahrscheinliche Sensibilitätsstörungen (nicht den Dermatomen entsprechend, „der halbe- oder der ganze Rumpf")

dissoziative Identitätsstörung (multiple Persönlichkeit)

ein Individuum habe zwei oder mehr vollständig in sich geschlossene Persönlichkeiten mit eigenen Erinnerungen, Verhaltensmustern und Eigenschaften, zwischen denen im Zusammenhang mit schweren Traumata „gewechselt" wird, in sich vereint. Es sei immer nur eine Persönlichkeit nachweisbar, ohne das Wissen der Existenz einer anderen.

KLINIK

Die Frage, ob es eine dissoziative Identitätsstörung gibt oder nicht, hat immer wieder strafrechtlich-forensische Bedeutung!

Therapie

- Krampfanfall oder Stupor: gegebenenfalls symptomatische Therapie mit z.B. Lorazepam (Tavor®) 1–2,5 mg
- Psychotherapieprinzipien:
  - empathische, sehr vorsichtige Annäherung an auslösenden Konflikt / Belastungsfaktor (Lösungsansatz ohne „Gesichtsverlust")
  - körperorientierte, übende Verfahren, im Verlauf: konfliktzentrierte Psychotherapie (Kap. 3.2)

Prognose

Beginn und Ende der Störungen meist plötzlich, bei ≤ 80 % spontane Remission

4.9 Somatoforme Störungen

Der klinisch heterogenen Gruppe der somatoformen Störungen zeigt sich in einer meist über Jahre dauernden Darbietung körperlicher Symptome trotz wiederholter unauffälliger Untersuchungsbefunde. Daher kommt es zur Forderung seitens des Patienten nach weiterer medizinischer Diagnostik oder Eingriffen, die Möglichkeit einer psychischen Ursache trifft meistens auf starken Widerstand.

4.9.1 Somatisierungsstörung

Syn.: psychogene Körperstörung

Definition

Epidemiologie: w>m • Lebenszeitprävalenz 0,1–2%
Ätiologie: psychophysische Kopplung • lerntheoretisches/analytisches Modell
Klinik: wechselnde körperliche Beschwerden • Widerstand gegen psychische Ursache • häufige Arztkonsultationen • soziale Beeinträchtigung
Diagnostik: Anamnese • Fremdanamnese • Ausschluss körperliche/psychiatrische Erkrankung
DD: Psychosomatosen • somatoforme Schmerzstörung • Simulation • Schizophrenie • depressive Störung

Therapie: Verhaltenstherapie • Medikation
Prognose: ungünstig • sehr oft Chronifizierung

Definition

Die Somatisierungsstörung bezeichnet das Auftreten von multiplen, meist über längere Zeit bestendenden Beschwerden mit wechselnden körperlichen Symptomen ohne organisch-pathologisches Korrelat.

Epidemiologie

- fast nur Frauen betroffen
- plötzlicher Beginn im frühen Erwachsenenalter
- Lebenszeitprävalenz 0,1–2%

Ätiologie

- Stressoren, z.B. Sorgen, Unzufriedenheit
- falsche Annahmen, was körperliche Gesundheit bedeutet → **„psychophysische Kopplung"**, d.h. seelische Vorgänge nehmen Einfluss auf verschiedene Organsysteme

lerntheoretisches Modell

- Verbalisierung der Beschwerden als gelernte wirksame Form der Symptomdarstellung
- Entwicklung einer fokussierten/selektiven Aufmerksamkeit auf mögliche pathologische Prozesse im eigenen Körper

analytisches Modell

Somatisierung als körperliches Erleben des Affektes bei intrapsychischen Konflikten, z.B. aufgrund ungelöster Schuldgefühle → bei Kleinkindern sind somatische Empfindungen (z.B. Schmerz) und der Affektausdruck (z.B. Angst) identisch

Klinik

- jahrelanges Klagen über **wechselnde körperliche Beschwerden**
- starker Leidensdruck → **häufige Arztkonsultationen**
- hartnäckige Forderung nach immer weitergehender Diagnostik und operativen Eingriffen, z.B. **orientierende Laparaskopie**
- nach Ausschluss organsicher Ursachen meist nur kurze Zeit Besserung
- Weigerung, psychische Ursache für Beschwerden anzuerkennen
- depressive und ängstliche Stimmung im Hintergrund
- Beeinträchtigung der sozialen Aktivitäten

KLINIK

Typisch für Patienten mit somatoformer Störung ist die Enttäuschung über vorbehandelnde Ärzte, die „nichts gefunden hätten". Gleichzeitig wird in den aktuellen Behandler alle Hoffnung gesetzt, endlich das Leiden zu beenden. Daher das Dilemma vieler Ärzte, die auch aus Zeitdruck wider besseren Wissens weiterführende Diagnostik (→ Überweisung) betreiben, anstatt dem Patienten adäquat über das psychophysische Krankheitsmodell aufzuklären.

Diagnostik

- lange „**Patientenkarriere**"
- Anamnese, Fremdanamnese
- Ausschluss einer körperlichen/psychiatrischen Erkrankung

! MERKE

Bei ca. 1/3 der Patienten findet sich eine körperliche Erkrankung, die aber nicht die vielfältigen Symptomatik auslösen kann!

Differentialdiagnose

- **psychosomatische Störungen:** eher eingrenzbare Leiden, auffällige somatische Befunde
- **somatoforme Schmerzstörung:** Schmerz als Symptom im Vordergrund (Kap 4.9.4)
- **Simulation:** geschilderte Symptome entsprechen den Vorstellungen von einer bestimmten Erkrankung, Wunsch nach sozialen oder finanziellen Vorteilen
- **Schizophrenie:** Beschwerden sind „von außen gemacht", oft bizarre Körperbeschwerden (Kap 4.3)
- **depressive Störung:** affektive Beteiligung im Vordergrund, kürzerer Verlauf (Kap 4.4)

Therapie

Verhaltenstherapie

- Symptome von Therapeutenseite primär als körperlich „akzeptieren"
- Verhaltensanalyse: Besprechung der Symptomatik, Folgen, Befürchtungen
- Erarbeitung eines **individuellen Krankheitsmodells** (psychophysische Kopplung)
- Entspannungsverfahren erlernen
- Wiederherstellung der normalen Lebensbewältigung

medikamentöse Therapie

- Antidepressivum mit schmerzdämpfender Wirkung, z.B., Amitriptylin, Saroten® 75–150 mg/Tag
- Mitbehandlung evtl. körperlicher Krankheiten

4

! MERKE

Für eine erfolgreiche Behandlung muss der Patient verstehen, dass psychische Symptome körperliche Symptome beeinflussen. Ansonsten befindet sich der Patient in einem Teufelskreis aus Beschwerden → unauffällige Diagnostik → Enttäuschung → usw.!

Prognose

- oft keine ausreichende Beeinflussung der Störung möglich
- häufig Therapierbrüche und Therapeutenwechsel
- meist chronischer, fluktuierender Verlauf
- prognostisch günstig ist früher Behandlungsbeginn

4.9.2 Hypochondrische Störung

Definition

Epidemiologie: w=m • Erstmanifestation: < 50.Lj
Ätiologie: Somatisierungsstörung
Klinik: Selbstbeobachtung • Krankheitsgefühl • Leidensdruck • Arztwechsel • depressive Stimmung/Angst • sozialer Rückzug
Diagnostik/DD: Somatisierungsstörung
Therapie: Verhaltenstherapie • medikamentöse Therapie
Prognose: meist chronisch

Definition

Die hypochondrische Störung bezeichnet eine **anhaltende unbegründbare Angst oder Besorgnis** an einer **schweren körperlichen Krankheit** zu leiden.

Epidemiologie

- w=m
- Erstmanifestation: < 50.Lj

Ätiologie

s. Somatisierungsstörung (Kap 4.9.1)

Klinik

- stete Beschäftigung mit dem Gedanken, an einer schweren somatischen Krankheit zu leiden
- ständige Selbstbeobachtung
- ausgeprägtes Krankheitsgefühl und Leidensdruck
- häufiger Arztwechsel („dritte Meinung einholen), → Koryphäenkiller
- Patient kann seine **befürchtete Krankheit genau benennen**
- ständige Weigerung das Fehlen einer somatischen Störung zu akzeptieren → auch nach Ausschluss einer organischen Krankheitsursache und ärztlicher Aufklärung
- depressive Stimmung, Ängstlichkeit
- sozialer Rückzug

Diagnostik/ Differentialdiagnose

s. Somatisierungsstörung (Kap 4.9.1)

dysmorphophobe Störung

- hartnäckige Befürchtung, an einer **körperlichen Entstellung** zu leiden
- Sorgen sind für das soziale Umfeld unverständlich und nicht nachvollziehbar
- Patienten ziehen sich zurück und drängen z.T. auf kosmetische Operationen
- Grenze zum wahnhaften Erleben fließend → wichtige **DD** anhaltend wahnhafte Störung (Kap. 4.3)

Therapie

Verhaltenstherapie

- primär supportive Gespräche, um dem Patienten die Angst vor einem ernsthaften Leiden zu lindern
- bei Therapiemotivation: kognitive Verhaltenstherapie

medikamentöse Therapie

- keine spezifische Behandlung bekannt
- symptomorientiert anxiolytisch mit Benzodiazepin, z.B. Lorazepam, Tavor? 1 mg → zeitlich begrenzt wegen Suchtgefahr
- bei Depressivität: Antidepressivum, z.B. Citalopram, Cipramil® 20–40 mg

Prognose

- meist chronischer Verlauf
- sehr selten Spontanremissionen beschrieben

4.9.3 Somatoforme autonome Funktionsstörung

Definition
Epidemiologie: w>m
Ätiologie: Somatisierungsstörung
Klinik: vegetative Symptome als Krankheitszeichen
Diagnostik/DD: Somatisierungsstörung
Therapie: Verhaltenstherapie • medikamentöse Therapie
Prognose: Chronifizierung

Definition

Bei einer **somatoformen autonomen Funktionsstörung** zeigen Patienten Symptome, die auf eine gesteigerte Aktivität des vegetativen Nervensystems zurückgehen, und sehen diese als Folge einer Erkrankung des jeweiligen Organsystems.

Epidemiologie

w>m

Ätiologie

s. Somatisierungsstörung (Kap 4.9.1)

Klinik

- Patienten deuten vegetative Symptome als Krankheitszeichen
- **kardiovaskuläres** System
  - Palpitationen
  - Engegefühl hinter dem Sternum
  - aufsteigende Hitze- und Kältewallungen
  - früher „Herzneurose" genannt
- **oberer Gastrointestinaltrakt**
  - psychogene Aerophagie, Luftschlucken
  - epigastrisches Druckgefühl
  - Singultus
- **unterer Gastrointestinaltrakt**
  - psychogene Diarrhöe
  - Völlegefühl, Meteorismus
  - Colon irritabile
- **respiratorisches System**
  - Dyspnoe
  - Hyperventilation
- **Urogenitalsystem**
  - Dysurie
  - Pollakisurie
  - sexuelle Funktionsstörungen

Diagnostik/ Differentialdiagnose

- s. Somatisierungsstörung (Kap 4.9.1)
- **generalisierte Angststörung**: Überwiegen der psychischen Symptome, Fehlen eines körperlichen Symptomfokus (Kap 4.6)

Therapie

Verhaltenstherapie

- kognitive Umstrukturierung
- Entkoppelung von vegetativen Symptomen und Krankheitserleben

medikamentöse Therapie

symptomorientiert, z.B
- **kardiovaskuläres System**: Beta-Blocker, z.B. Metoprolol, Belok Zok® 47,5 mg
- **Gastrointestinaltrakt:** Stuhlregualtion, Laxantien

Prognose

meist chronischer, fluktuierender Verlauf

4.9.4 Somatoforme Schmerzstörung

Syn.: Psychalgie

Definition
Epidemiologie: w>m • häufig!
Ätiologie: Somatisierungsstörung
Klinik: quälendes Schmerzerleben • Aufmerksamkeit im Schmerzerleben • sozialer Rückzug • Schmerzmitelabusus
Diagnostik/DD: Somatisierungsstörung • organische Schmerzen • arzneimittelinduzierte Schmerzen
Therapie: Verhaltenstherapie • medikamentöse Therapie
Prognose: Chronifizierung • Berentungsgrund • Medikamentenabusus

Definition

Die somatoforme Schmerzstörung ist charakterisiert durch einen andauernden, als quälend erlebten Schmerz, der nicht einen physiologischen Prozess oder eine körperliche Krankheit vollständig erklärbar ist.

Epidemiologie

- w>m
- häufig, mind. 500.000 Menschen in Deutschland betroffen

Ätiologie

s. Somatisierungsstörung (Kap 4.9.1)

Klinik

- **ständiges, quälendes Schmerzerleben**
- Schmerz wird durch emotionale Belastungen oder psychosoziale Konflikte getriggert
- Aufmerksamkeit des Patienten liegt primär im Schmerzerleben
- depressive Stimmung, Ängstlichkeit
- sozialer Rückzug
- Schmerzmittelabusus/-abhängigkeit

Diagnostik/ Differentialdiagnose

- s. Somatisierungsstörung (Kap 4.9.1)
- organische Schmerzen, z.B. Migräne
- arzneimittelinduzierter Kopfschmerz (Crashkurs Neurologie)

Therapie

Verhaltenstherapie

- Ziel: Schmerzbewältigung und Steigerung der Lebenszufriedenheit
- therapeutische Beziehung aufbauen → wichtigstes Therapieelement
- Führen eines Schmerztagesbuches zur Symptomobjektivierung
- Übungen zur Aufmerksamkeitsablenkung (vom Schmerz)
- Entspannungsverfahren
- Bio-Feedback → Patienten lernen an sich selbst die psychophysische Kopplung

medikamentöse Therapie

- Antidepressivum mit nachgewiesener analgetischer Wirkung, z.B., Amitryptilin, Saroten® 25–75 mg/Tag
- Analgetika bei Bedarf , z.B. NSAR Ibuprufen 300–600 mg → zeitlich begrenzt verordnen

Prognose

- meist Chronifizierung, jahrelanger Verlauf
- häufiger Berentungsgrund
- Tranquilizer- und Analgetikaabusus sehr häufig

4.10 Störungen des Essverhaltens

Essstörungen haben in den letzten Jahrzehnten zugenommen. Ursächlich ist u.a. der soziokulturelle Hintergrund („Schlankheitswahn“), weswegen erwachsene Frauen in Deutschland, unabhängig von ihrem Körpergewicht, durchschnittlich 5 kg weniger wiegen wollen. Die wichtigsten Krankheitsbilder hierbei sind Anorexia nervosa und Bulimie, wobei Misch- und Übergangsformen vorkommen.

4

4.10.1 Anorexia nervosa

Syn.: Magersucht

Definition
Epidemiologie: 1% der Erwachsenen • meist junge Frauen • w:m = 12:1
Ätiologie: genetische/soziokulturelle Faktoren • individuelle Eigenschaften • verhaltenstherapeutische/tiefenpsychologische Ansätze
Klinik: Körperschemastörung • selbstinduzierter Gewichtsverlust • Krankheitsverleugnung • Komorbidität mit anderen psychischen Krankheiten • körperliche Folgen
Diagnostik: Eigen-/Fremdanamnese • Body-Mass-Index • apparative Diagnostik
DD: organische/psychische Ursachen
Therapie: Behandlungsziele • stationäre Therapie/Behandlung der organischen Folgen • Psychotherapie • medikamentöse Therapie
Prognose: 60% gesund oder teilremittiert • 30% chronisch • 10% letaler Ausgang

Definition

Anorexie: absichtlich selbst herbeigeführter oder aufrechterhaltener Gewichtsverlust (wörtlich: Appetitverlust)

Epidemiologie

- **Prävalenz 1%** in der erwachsenen Bevölkerung → in Risikogruppen (z. B. Balletttänzerinnen) signifikant erhöht
- meist junge Frauen betroffen, im höheren Lebensalter deutlich seltener

Erkrankungsgipfel: w: **14. und 18. Lebensjahr**, m: 12. Lj
w:m = 12:1 (Anzahl der männlichen Patienten nimmt zu)

- einzelne Symptome einer Anorexie in Stichproben bei bis zu 20% der jungen Frauen nachweisbar
- bei derselben Patientin können Anorexie und Bulimie zugleich oder nacheinander auftreten

Ätiologie

genetische Faktoren

- Konkordanzrate bei eineiigen Zwillingen ca. 50%
- Risiko für Verwandte ersten Grades fünffach erhöht

soziokulturelle Faktoren

- **Schönheitsideal** der westlichen Industriegesellschaften → „Schlankheitswahn"
- sozialer Erwartungsdruck, 75% der Erkrankten entstammen gehobenen gesellschaftlichen Schichten

individuelle Persönlichkeitsmerkmale

- tief verwurzelte **Selbstwertproblematik**
- Schwierigkeiten bei **Identitätsfindung in der Pubertät**
- angeborenes **Misstrauen** in zwischenmenschlichen Beziehungen

verhaltentherapeutische Ansätze

- kognitive (Fehl-)Verknüpfung von Körpergewicht und Selbstwertgefühl → extrem wichtig für Patienten ist die Reaktion der Umwelt
- Möglichkeit, das Körpergewicht selbst zu regulieren erzeugt **falsche Problemlösungsstrategien**

tiefenpsychologische Ansätze

- **innerer Konflikt** zwischen dem angstbesetzten Erwachsenwerden und der Unterwerfung unter Geborgenheit gebende, elterliche Regeln
- **Abwehr von eigenen sexuellen Impulsen** und wachsenden sexuellen Bedürfnissen → innerer Konflikte führen zu körperlichen Symptomen, d.h. zu Essstörung

! MERKE
Größte Bedeutung bei Essstörungen hat die vom Patienten als absolut erlebte Kontrolle über eigene körperliche und seelische Funktionen!

Klinik

gestörtes Körperschema

- Patienten halten sich trotz Untergewicht für zu dick
- Realitätskonfrontation erfolglos → Spiegelbild wird auch als zu dick erlebt

selbstinduzierter Gewichtsverlust

- im Durchschnitt um ca. 45%(!) zum Ausgangsgewicht vor Erkrankung
- **Vermeidung kalorienreicher Nahrungsmittel**
- ständige Beschäftigung mit Essen und Körpergewicht
- **restriktive Diäten** bis zur völligen Nahrungsverweigerung
- Einnahme von **Appetitzüglern**
- selbstinduziertes Abführen und **Laxanzienabusus**
- Einnahme von Schilddrüsenhormonen
- selbstinduziertes **Erbrechen**
- Einnahme von **Diuretika**
- übertriebene **körperliche Aktivitäten**
- selten Auftreten von Fressanfällen mit anschließendem Erbrechen

Krankheitsverleugnung

- keine Krankheitseinsicht
- kaum Behandlungsbereitschaft oder Veränderungsmotivation
- nach außen **oft Leistungsorientierung und Ehrgeiz** → Kompensierung innerer Unsicherheit

Komorbidität mit anderen psychischen Krankheiten

- Depression
- Angststörungen
- Zwangserkrankungen
- Suchtmittelkonsum

körperliche Befunde

- **Untergewicht**–Kachexie
- psychomotorische Verlangsamung, kognitive Defizite → reversible Defekte der fetthaltigen, neuronalen Myelinscheiden
- **endokrine Störungen**, z.B. Amenorrhoe, Libidostörungen
- bei Erkrankung vor/in Pubertät: **körperliche Entwicklung verzögert**
- Hypotonie, **Bradycardie**
- Bradypnoe
- Obstipation
- Hypothermie
- Hautveränderungen, z.B. trockene Haut, Einblutungen, Ödeme, Haarausfall
- Osteomalazie, Osteoporose
- laborchemische Veränderungen, z.B. Hypoglykämie, Hypoproteinämie, **Elektrolytstörungen** → Hypokaliämie bei Malnutrition und Laxanzienabusus!

Diagnostik

Eigen-/Fremdanamnese

- **Gewichtanamnese,** mit welchen Methoden wird abgenommen
- **Medikamenten- und Suchtmittelanamnese**
- Familienanamnese bzgl. Gewichtsprobleme
- Sozialanamnese bzgl. privater oder beruflicher **Stressfaktoren**
- **Sexualanamnese**, auch bzgl. körperlicher Reifung
- ausführliche **körperliche und neurologische Untersuchung**

Body-Mass-Index

- BMI (kg/m^2) = Körpergewicht (kg)/ Körpergröße (m^2)
- **BMI** < $17{,}5 kg/m^2$
- alternativ: tatsächliches Körpergewicht 15% unter dem erwarteten Gewicht

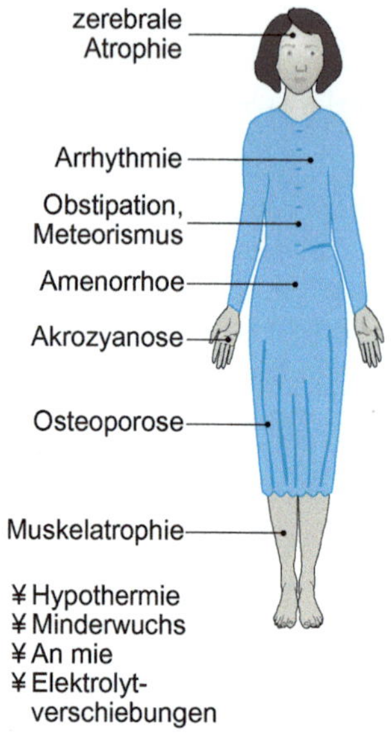

Abb. 4.11 Somatische Symptome der Anorexie

apparative Diagnostik

- Labor, v.a. Blutbild, Eiweiße, Elektrolyte
- EKG, typische Veränderungen bei Elektrolytentgleisungen
- EEG, oft unspezifische Verlangsamung der Hirnaktivität
- CT, häufig diffuses, aber reversibles Abbaugeschehen

! MERKE

Diagnose einer Anorexia nervosa wird primär klinisch gestellt!

DD

organische Ursachen

- konsumierende Erkrankungen, z.B. Tumoren, TBC
- infektiöse Magen-Darm-Erkrankungen, stenosierende Prozesse des Gastrointestinaltrakts
- Malabsorptionssyndrome, z.B. Zöliakie
- endokrine Störungen, z.B. Hyperthyreose

psychische Ursachen

- zeitlich begrenzte **anorektische Reaktion**, z.B. nach Operation, Unfall (Kap. 4.5)
- **Persönlichkeitsstörung** ,z.B. Borderline-Persönlichkeitsstörung mit zeitweiser Nahrungsverweigerung i.S. selbstschädigenden Verhaltens (Kap. 4.13)
- **Suchterkrankungen**, z.B. bei Konsum appetitzügelnder Amphetamine (Kap. 4.2)
- **schizophrene Psychosen**, z.B. Nahrungsverweigerung aufgrund von Vergiftungswahn (Kap. 4.3)
- **Depression,** v.a. mit Appetitmangel und Lustlosigkeit (Kap. 4.4)

Therapie

Behandlungsziele

- Gewichtsnormalisierung
- nachhaltige Veränderung des Essverhaltens

stationäre Therapie

Indikation für stationäre Therapie

- Gewichtsverlust < 75% des Normalgewichts
- bedrohliche körperliche Folgerscheinungen (z.B. Kachexie, Exsikkose, Bradykardie)
- **Suizidalität** durch depressive Begleiterkrankung
- soziale Faktoren: belastendes Familienumfeld, soziale Isolation

stufenförmiger **Behandlungsplan** mit multimodalem Therapiekonzept

- akute Krankheitsphase: primär Behandlung der körperlichen Folgen (Kalorienzufuhr, Ausgleich von Elektrolytstörungen)
- **Fremdsteuerung** der Nahrungsaufnahme: Essensplan, Trinkplan, Gewichtskontrollen, Psychotherapie (Einzel- und Gruppentherapie), Entspannungsverfahren
- **Selbststeuerung** der Nahrungsaufnahme: Psychotherapie, nun auch Einbeziehung der Familie sinnvoll
- **Vorbereitung auf Entlassung** und Planung der **Nachsorge**: Familientherapie, Rückfallprophylaxe, soziotherapeutische Maßnamen (Tagesstätte, betreutes Wohnen)

Psychotherapie (Kap. 3.2)

Verhaltenstherapie im Vordergrund

- Umstrukturierung des Essverhaltens
- Behandlung der Körperschemastörung
- Erarbeitung alternativer positiver Befriedigungen
- Behebung von Defiziten im Bereich der Gefühls- und Verhaltensregulation

tiefenpsychologische Elemente im Therapiekonzept sinnvoll

- Klärung der Familiendynamik, Bearbeitung zugrundeliegender Konflikte

medikamentöse Therapie

- Osteoporose: Östrogene, Kalziumsubstitution
- Depressivität: Antidepressivum (z.B. Fluoxetin, Fluctin® 20mg tgl.)
- Zwangsgedanken, zu dick zu sein: atypische Neuroleptika (z.B. Risperidon, Risperdal® 1–3mg tgl.) → psychopharmamakologische Therapie bei Anorexia nervosa eher untergeordnet

KLINIK

Eine erfolgreiche Therapie ist oft erschwert durch mangelnde Krankheitseinsicht bis hin zur totalen Therapieverweigerung. Typisch ist das wöchentliche Wiegeritual, vor dem die Patienten u.a. literweise Wasser trinken, um die Therapeuten zu täuschen.

Prognose

- **30%** der Patienten werden dauerhaft **gesund**
- **30%** erreichen normales Gewicht, haben aber **Restsymptome** (v.a. bleibende Körperschemastörung) und zeigen Krankheitsrückfälle
- **30% chronischer** Verlauf
- **Langzeitletalität** > 10%
- Übergang in rein depressive Störung oder Angsterkrankung möglich

4.10.2 Bulimia nervosa

Syn.: Ess-Brech-Sucht

Definition

Epidemiologie: 1–4% der jüngeren Frauen • hohe Dunkelziffer • w:m = 9:1
Ätiologie: ähnlich wie Anorexia nervosa • eher Suchtcharakter

Klinik: Ess-Brech-Attacken • Selbstwertproblematik • Verheimlichung der Krankheit • Körperschemastörung • gewichtsreduzierende Maßnahmen • körperliche Folgen • Komorbidität mit anderen psychischen Krankheiten
Diagnostik: Eigen-/Fremdanamnese • Body-Mass-Index • apparative Diagnostik
DD: organische/psychische Ursachen
Therapie: Psychotherapie • Medikation
Prognose: ohne Therapie langjährig fluktuierend • organische Folgekrankheiten

Definition

Bulimie: anfallsartiges Hinunterschlingen großer Nahrungsmengen mit anschließendem, selbstinduziertem Erbrechen (wörtlich: Ochsenhunger)

Epidemiologie

- **1–4% der jüngeren Frauen**
- hohe Dunkelziffer angenommen
- Erkrankungsgipfel: 18.–20. Lj
- w:m = 9:1
- einzelne bulimische Episoden bei 20–30% der jungen Frauen

Ätiologie

- ähnliche Anorexia nervosa (Kap. 4.10.1)
- Essattacken dienen der **schnellen oralen Befriedigung** einer verwehrten Bedürftigkeit → Bulimie ähnelt daher stärker einer Suchterkrankung

Symptome

Ess-Brech-Attacken

- andauernde **Beschäftigung mit Essen** und Nahrung
- **Essattacken** mit unwiderstehlicher Gier nach Nahrung und **Konsum großer Mengen von Nahrungsmitteln in kurzer Zeit**
- **Kontrollverlust** bei Essen
- anschließend Schuld-, Scham- und Minderwertigkeitsgefühle mit Ängsten vor Gewichtszunahme → **selbstinduziertes Erbrechen**

psychische Symptome

- **Körperschemastörung,** Patienten haben meist Normalgewicht, erachten sich dennoch als zu dick
- Patienten setzen sich selbst Gewichtsgrenze, oft unter dem Normalgewicht
- im Intervall Diäten, Fasten und andere **gewichtsreduzierende Maßnahen** (Kap. 4.10.1)
- **Verheimlichung der Krankheit** mit sozialer Isolation
- **Leidensdruck** und Krankheitsgefühl (im **Gegensatz** zur Anorexia nervosa!)
- **Selbstwertproblematik** mit Selbstverachtung und Neigung zu Depressionen
- oft mit impulsivem **Suchtmittelkonsum** vergesellschaftet

! MERKE

Gehäuft findet sich bei Bulimie-Kranken delinquentes Verhalten (v.a. Ladendiebstahl) zur Finanzierung der „benötigten" Nahrungsmittel!

körperliche Folgen

- **Zahnschäden** durch erbrochene Magensäure
- Heiserkeit, Dysphagie mit Schmerzen im Ösophagus
- Ösophagus- oder **Magenperforation**
- Schwielen an den Händen durch selbstinduziertes Erbrechen
- **Elektrolytverschiebung** (metabolische Alkalose)
- Hyper- und Hypoglykämie

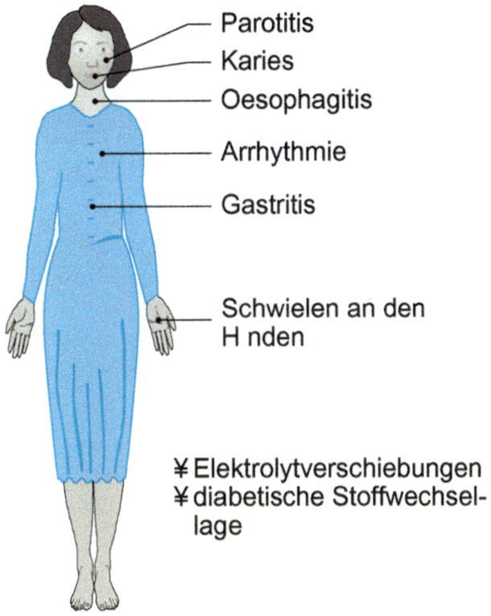

Abb. 4.12 Somatische Folgen der Bulimie

Komorbidität mit anderen psychischen Krankheiten

- Depression
- Angststörungen
- Zwangserkrankungen
- Suchtmittelkonsum

Diagnostik

Vorgehen wie bei Anorexia nervosa

Differentialdiagnose

psychische Ursachen

- Anorexia nervosa oder Mischformen („ Bulimarexie")
- zeitlich begrenzte bulimische Reaktion, z.B. nach psychischem Trauma
- Persönlichkeitsstörungen (Kap. 4.13)
- **Sucht**erkrankungen (Kap. 4.2)
- **hypochondrische Störungen** mit Erbrechen (Kap. 4.9)

organische Ursachen

- Erbrechen bei stenosierenden Prozessen im oberen Gastrointestinaltrakt
- Schwangerschaftserbrechen
- neurologische Erkrankungen: Erbrechen bei erhöhtem Hirndruck, Hyperphagie bei Kleine-Levin-Syndrom (Crashkurs Neurologie)
- hirnlokales Psychosyndrom bei Frontalhirnprozessen, z.B. M. Pick mit Enthemmung und Impulskontrollstörung (gilt auch für Essverhalten)

Therapie

Psychotherapie

- Verhaltenstherapie: Veränderung des Essverhaltens, ähnlich wie bei Anorexie
- Veränderung der Selbstwahrnehmung
- **Einbeziehung des Suchtcharakters** der Bulimie
- Mitbehandlung möglicher psychischer Begleiterkrankungen

medikamentöse Therapie

Antidepressiva (z.B. Fluoxetin, Fluctin® 20–40 mg/Tag) zur Reduktion der Essanfälle

Therapie der organischen Folgeschäden

wie bei Anorexia nervosa

Prognose

- ohne Behandlung: fluktuierender Verlauf über Jahre
- keine sicheren Angaben zu Spontanremission wegen Dunkelziffer

- unter Behandlung haben 60% der Patienten eine gute Prognose, davon gelten 50% als geheilt
- letaler Ausgang selten, nur in Extremfällen (z.B. durch Magenperforation)

4.10.3 Binge-Eating-Störung

Definition
Epidemiologie: Prävalenz: 5–10% • w:m = 1,5:1
Klinik: sehr schneller Verzehr von Nahrungsmitteln • Essen ohne hungrig zu sein bis zum ungenehmen Völlegefühl • Essen ohne Gesellschaft • übergewichtige Patienten • kein selbstinduziertes Erbrechen • exzessiver Sport
Komorbidität: Depression • Angststörungen
Therapie: Verhaltenstherapie • medikamentöse Therapie
Prognose: Vollremission möglich

Definition

Binge-Eating: anfallsartiges Hinunterschlingen großer Nahrungsmengen **ohne** andauernde Beschäftigung mit der Figur, bislang keine allgemein akzeptierte Krankheitsentität

Epidemiologie

- Prävalenz in der erwachsenen Bevölkerung 5–10%
- w:m = 1,5:1

Klink

- sehr schneller Verzehr von Nahrungsmitteln
- Essen ohne hungrig zu sein bis zum ungenehmen Völlegefühl
- Essen ohne Gesellschaft
- meistens übergewichtige Patienten
- kein selbstinduziertes Erbrechen, exzessiver Sport o.ä.

Komorbidität

gehäuftes Auftreten von Depressionen und Angststörungen

Therapie

- Kombinationstherapie aus Verhaltenstherapie und medikamentöser Therapie
- mit Antidepressivum (z.B. Fluoxetin, Fluctin® 20–40 mg/Tag

Prognose

- bislang keine sicheren Daten erhältlich
- unter konsequenter Therapie Vollremission möglich

4.11 Schlaf und Schlafstörungen

„Drei Dinge helfen, die Mühseligkeiten des Lebens zu tragen: die Hoffnung, der Schlaf und das Lachen.“ (Immanuel Kant, 1724–1804)

4.11.1 Grundlagen

Definition
Schlafstadien: non-REM-Phase • REM-Phase
Funktion: Erholung • Stoffwechselprozesse • Träume • Gedächtniskonsolidierung • Schlafentzug
Schlafphysiologie: Schlafarchitektur • vegetative Veränderungen • Schlafdauer • Veränderung im Laufe des Lebens
Polysomnographie: Funktion • EEG • EKG • EMG • EOG • Atemsonde • Videoaufzeichnung

Definition

Schlaf ist ein aktiver Erholungsvorgang der cerebralen Stoffwechselvorgänge, der in typischen Phasen abläuft.

Funktion

lebensnotwendige **Erholungsfunktion** → genaue Funktion des Schlafes bislang noch ungeklärt

Schlafstadien

insgesamt 5 Stadien, die in einer Nacht 4–6 Mal durchlaufen werden

Non-REM-Schlaf

Leichtschlafphase
- 55–60% der Gesamtschlafzeit
- Stadium 1–2

Tiefschlafphase
- 15–25% der Gesamtschlafzeit
- Stadium 3–4
- wichtige Stoffwechselprozesse, z.B. Wachstumshormonausschüttung bei Kindern

REM-Schlaf-Phase

- REM = rapid eye movement
- 20–25% der Gesamtschlafzeit
- Stadium 5
- **„paradoxer Schlaf"**
- Haupttraumphase
- Überführung von Gedächtnisinhalten ins Langzeitgedächtnis →„Lehrbücher unter dem Kopfkissen"
- schnelle, sakkadenartige Augenbewegungen
- Peniserektion
- allgemeine Erschlaffung des Muskeltonus
- Steigerung von Gehirnstoffwechsel, -durchblutung und Körpertemperatur
- lebhafte Träume

KLINIK

Im Laufe des Lebens verändert sich die Schlafarchitektur: Neugeborene haben fast 50% REM-Schlaf, ab 50. dem Lj. beträgt der REM-Anteil nur noch 15%.

! MERKE

Totaler Schlafentzug führt zu Müdigkeit (!), kognitiven Einbußen, affektiven Veränderungen sowie Wahrnehmungsstörungen!

Schlafphysiologie

- Schlaf: Bewusstseinsverminderung mit steter Erweckbarkeit durch innere und äußere Reize
- Kontrolle durch cerebrales Schlafzentrum
- Umstellung des vegetativen Nervensystems
  - Kreislaufhypotonie
  - Muskelhypotonie
  - Bradykardie
  - reduzierte Ansprechbarkeit des Atemzentrums

Schlafdauer

der erwachsene Mensch verschläft ca. ein Drittel seines Lebens
- Neugeborenenalter: ca. 16 Stunden täglich
- Erwachsenenalter: 6–8 Stunden

- in westlichen Gesellschaften hat Schlafdauer in den letzten 40 Jahren um zwei Stunden abgenommen

! MERKE
Schlafbedürfnis interindividuell sehr unterschiedlich bei gleicher Leistungsfähigkeit im Alltag!

REM-Schlaf-Phase

Polysomnographie
- Methode, Schlaf durch elektrophysiologische Messungen im **Schlaflabor** zu untersuchen, und ein umfassendes **Schlafprofil** zu erstellen (Abb. 4.13)
- **EEG** (Elektroenzephalogramm zur Registrierung der Hirnströme)
  - Wachzutand: v.a. Alpha- und Beta-Wellen
  - Tiefschlaf: Überwiegen der langsamen Delta-Wellen
- **EMG** (Elektromyogramm zur Registrierung des Muskeltonus)
- **EOG** (Elektrookulogramm zur Registrierung der Augenbewegungen)
- **EKG** (Elektrokardiogramm zur Registrierung von Rhythmusstörungen)
- **Atemsonde** (Registrierung der Atemfrequenz und Atemwiderstände)
- **Mikrophon** (Schnarchgeräusche)
- **Körperlagemesser**
- evtl. **Videoaufzeichnung**
- evtl. **Penisdruckmessung** zur Diagnostik einer Impotenz

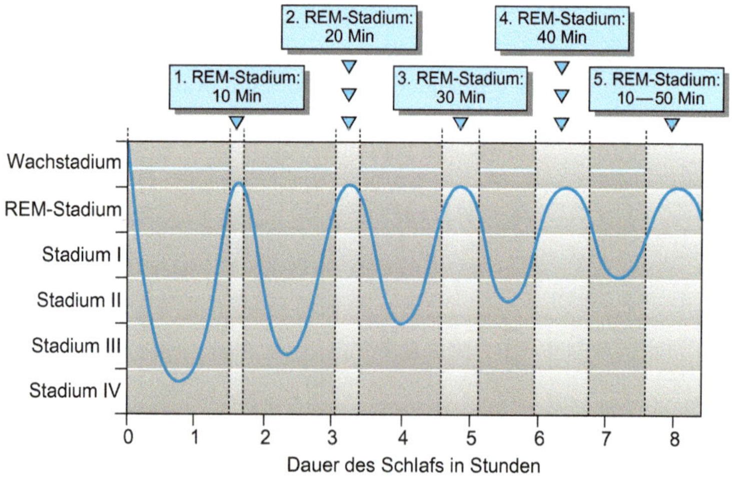

Abb 4.13 Normales Schlafprofil

4.11.2 Insomnie

Definition
Epidemiologie: häufigste Schlafstörung • vermehrt Frauen und alte Menschen • häufiges Symptom psychischer Krankheiten
Einteilung: primäre Insomnie • sekundäre Insomnie • chronische Insomnie
Formen: Einschlafstörung • Durchschlafstörungen • Aufwachstörung

Klinik: Anspannung • erhöhtes Aktivierungsniveau • vegetative Symptome • Tagesmüdigkeit • Reizbarkeit • Selbsttherapie mit Medikamenten /Alkohol • Ängste vor Schlaflosigkeit
Diagnostik: genaue Eigen- und Fremdanamnese, Polysomnographie
Ursachen: Lebensführung • psychosoziale Belastungen • psychiatrische Ursachen • somatische Ursachen • medikamentöse Nebenwirkungen • Rebound-Insomnie
Therapie: nicht-medikamentöse Therapie, Schlafmedikation

Definition

ungenügende Schlafdauer und/oder Schlafqualität an mind. 3 Tagen pro Woche über mind. einen Monat

Epidemiologie

- **häufigste Schlafstörung**, Prävalenz in der Bevölkerung 15–25%
- etwa 50% davon sind behandlungsbedürftig
- > 1Million Bürger nehmen regelmäßig Schlafmittel ein
- **Frauen und ältere Menschen** leiden überdurchschnittlich häufig an Schlafstörungen und konsumieren häufiger Schlafmittel
- chronische Schlafstörungen verursachen gehäuft Depressionen
- sehr **häufiges Symptom psychischer Krankheiten**, ca. 90% an Depression oder Manie Erkrankter geben Schlafstörungen an

Einteilung

primäre Insomnie

- keine Ursache
- ca. 30% der Insomnien

sekundäre Insomnie

- organische/psychische Ursache der Schlafstörung
- jeweils ca. 30% der Insomnien

chronische Insomnie

- Schlafstörung > 1 Jahr
- ca. 25% der Insomnien

Formen

meistens Kombination mehrerer Formen

Einschlafstörung

Einschlafzeit über >30min

Durchschlafstörung

- häufiges Kurzerwachen
- langes Wachliegen
- unruhiger „flacher" Schlaf

Aufwachstörung

- morgendliches Früherwachen, meist 2–3 h vor gewohnter Aufstehzeit
- Unfähigkeit zum Wiedereinschlafen

Klinik

- Gefühl von **Anspannung und Besorgtheit**
- erhöhtes Aktivierungs- und Erregungsniveau
- vegetative Symptome (Herzrasen, Schwitzen, etc.)
- nächtliches schlafbehinderndes **Gedankenkreisen**
- konsekutive **Tagesmüdigkeit** und Mattigkeit
- **verminderte Leistungsfähigkeit**
- Reizbarkeit, Unausgeglichenheit
- Zunehmende Fixierung auf das Schlafen-Können und Angst vor Schlaflosigkeit → Circulus vitiosus mit Fortbestehen der Beschwerden
- Versuch mit **Medikamenten/Alkohol** Anspannung zu verringern
- Diskrepanz zwischen subjektiven Beschwerden und objektiv erhoben Befunden (z.B. durch Schlaflabor)

Diagnostik

- genaue Anamnese, Befragung des Schlafpartners
- körperliche und psychiatrische Untersuchung
- apparative Untersuchungen: Labor, Polysomnographie (s.o.)

Ursachen

Lebensführung: Genussmittel • Schlaf tagsüber • Schichtarbeit • Äußere Einflüsse
psychosoziale Belastungen: beruflicher/schulischer Stress • Sorgen • Konflikte
psychiatrische Ursachen: affektive Erkrankungen • Angststörung • Suchterkrankungen
somatische Ursachen: Schmerzen • internistische/neurologische Krankheiten
medikamentöse Nebenwirkungen: Psychostimulanzien • Hormone • Psychopharmaka
Rebound-Insomnie

Lebensführung

- abendlicher Genussmittelkonsum (Koffein, Alkohol, Nikotin)
- nächtliches Essen und Trinken
- Schlaf tagsüber („Nickerchen“)
- Schichtarbeit
- Zeitzonenwechsel („Jet lag“)
- äußere Einflüsse (Lärm, Licht)

psychosoziale Belastungen

- Sorgen
- beruflicher Stress
- Beziehungskonflikte
- Prüfungen und Tests, z.B. Staatsexamen
- Vorfreude kann Schlaf stören, z.B. auf Zeit nach dem Staatsexamen!

psychiatrische Ursachen

- **Depression** (Kap. 4.4)
- Manie (vermindertes Schlafbedürfnis!) (Kap. 4.4)
- Angsterkrankungen, u.a. mit nächtlichen Panikattacken (Kap. 4.6)
- akute Schizophrenie (Kap. 4.3)
- Suchterkrankungen, v.a. bei Suchtmittelentzug (Kap. 4.2)
- Delir (Kap. 4.2)

internistisch-neurologische Ursachen

- somatische **Schmerzen** (z.B. chronische Tumorschmerzen)
- gastrointestinale Krankheiten (z.B. Refluxösophagitis)
- Atemwegserkrankungen (z.B. Asthma bronchiale)
- Miktionsstörungen (z.B. Pollakisurie bei Prostatahypertrophie)
- **Endokrinopathien** (z.B. Hyperthyreose)
- **Pruritus** (z.B. bei Leberzirrhose, Dematomykose)
- **Restless-legs-Syndrom** (Crashkurs Neurologie)
- nächtliche klonische Muskelkrämpfe (Crashkurs Neurologie)

medikamentöse Nebenwirkungen

- stimulierende **Drogen** (z.B. Kokain)
- **Koffein** (z.B. in Analgetika enthalten)
- Theophyllin (z.B. als Antiasthmatikum)
- aktivierende **Antidepressiva** (z.B. Reboxetin, Edronax®)
- Duiretika (führen zu nächtlichem Harndrang)
- Antiobiotika (z.B. Chinolone)
- **Hormone** (z.B. Thyroxin)
- Zytostatika

KLINIK

Der schlaflose Patient, welcher täglich um 17.00 Uhr zwei Tassen Kaffee trinkt, könnte wegen der Halbwertszeit von 5 Stunden genauso gut um 22.00 Uhr eine Tasse Kaffee trinken. Patienten sollten auch darüber aufgeklärt werden.

rebound-Insomnie

- Insomnie nach Absetzen von Schlafmitteln
- Gefahr der Bahnung von Suchtverhalten

! MERKE

Wenn Insomnie nur eines von vielen Symptomen einer psychischen oder somatischen Erkrankung ist, wird die Diagnose der zugrunde liegenden Krankheit gestellt!

nicht-medikamentöse Therapie

Behandlung der Grunderkrankungen
Schlafhygiene: Aufklärung • regelmäßige Schlafzeiten • Genussmittelkarenz
Verhaltenstherapie: Schlafrestriktion • kognitive Fokussierung • Schlaftagebuch • paradoxe Intervention
Entspannungsverfahren: autogenes Training • progressive Muskelrelaxation

Behandlung der Grunderkrankungen Schlafhygiene

- Aufklärung über **Grundlagen** des normalen Schlafs
- regelmäßige Schlafzeiten einhalten
- Verzicht auf Schlafen tagsüber („Nickerchen")
- **Alkohol-, Koffein- und Nicotinkarenz**
- Ernährungsberatung
- Beseitigung schlafstörender Faktoren (z.B. Lärm, Hitze)
- ausreichende **körperliche Aktivität** tagsüber

verhaltenstherapeutische Ansätze

- **Schlafrestriktion:** Zeit im Bett begrenzen, schrittweise Verlängerung der erlaubten Zeit im Bett
- **Gedankenstopp-Training** gegen nächtliches Grübeln
- **kognitive Fokussierung**: Konzentration auf angenehme Gedanken
- Führen eines **Schlaftagebuchs** →fördert Selbstbeobachtung
- **paradoxe Intervention**: Pat. soll bewusst wach bleiben und Augen offen halten

Entspannungsverfahren

autogenes Training
progressive Muskelrelaxation (nach Jacobson)

! MERKE

Einschlafstörungen sind sehr oft „Abschaltstörungen"!

Hypnotikatherapie (Kap. 3.1)

Kennzeichen eines idealen Schlafmittels

kein derzeit verfügbares Hypnotikum hat alle diese Eigenschaften
- rascher Wirkeintritt
- subjektiv/objektiv verbesserter Schlaf
- keine Veränderung des natürlichen Schlafprofils
- kein Suchtpotential
- keine Tagesmüdigkeit
- keine Atemlähmung bei Überdosierung

Therapiegrundsätze

- Patienten über mögliches **Suchtpotential** aufklären

4

- Dauerkonsum durch begrenzte Verordnung verhindern (kleine Packungsgrößen verschreiben)
- auf mögliche **Beeinträchtigung der Fahrtüchtigkeit** hinweisen
- Schlafmedikation verstärkt zentral dämpfende Wirkung von Alkohol

! MERKE

Kein Schlafmittel länger als 4–6 Wochen verordnen und Kombination mehrerer Schlafmittel vermeiden!

Medikamente gegen Einschlafstörungen

- **Phytopharmaka**: z.B. Baldrian, Hopfen, Melisse → allergisches Potential beachten!
- **Chloralhydrat** 500 mg (sehr kurz wirksam, kaum Veränderung des Schlafprofils)
- kurzwirksame **Benzodiazepine:** (Triazolam, z.B. Halcion® 0,25 mg) → hohe Suchtgefahr, große therapeutische Breite
- **non-Benzodiazepin-Hypnotika:** (Zolpidem, z.B. Stilnox® 10 mg, Zopiclon, z.B. Ximovan® 7,5 mg)→ wohl seltener Suchtentwicklung, ähnliche Wirkung wie Benzodiazepine
- **Antihistaminika** (Diphenhydramin, z.B. Sediat® 50 mg)

Medikamente gegen Durchschlafstörungen

- s.o.
- mittellang wirksame Benzodiazepine (Oxazepam, z.B. Adumbran® 10–20 mg) → Hang-over-Effekt am Folgetag möglich

Sonderfälle

- **nächtliche Unruhezustände älterer Patienten** (sedierendes niedrigpotentes Neuroleptikum mit wenig Nebenwirkungen, z.B. Pipamperon, Dipiperon® 20 mg)

! MERKE

Benzodiazepine sind bei geriatrischen Patienten wegen Sturzgefahr (Schenkelhalsfraktur!) und möglicher paradoxer Reaktion (Ängste, Unruhe, Aggressionen) relativ kontraindiziert!

- **depressive** Patienten: sedierendes Antidepressivum (z.B. Mirtazapin, Remergil® 15 mg)
- **manische/schizophrene** Patienten: sedierendes atypisches Neuroleptikum (z.B. Olanzapin, Zyprexa® 10 mg)
- **therapieresistente Schlafstörungen**: Clomethiazol, z.B. Distraneurin® Kps → Suchtgefahr, Kreislaufdysregulation
- **Melantonin**: positive Effekte bei Schlafstörungen, die aufgrund Verschiebung des circadianen Rhythmus entstehen
- früher häufig verordnete Brompräparate oder Barbiturate sind heute obsolet

4.11.3 Hypersomnie

Definition

Klinik: exzessive Tagesschläfrigkeit • schlecht beherrschbare Schlafattacken

Ursachen: idiopathisch • nichtorganisch

DD: Demenz • neurologische Krankheiten • internistische Krankheiten • medikamentöse Nebenwirkung • Drogenkonsum

Therapie: Behandlung der Grundkrankheit • stimulierende Getränke • aktivierende Medikamente

Definition

Unter **Hypersomnien** versteht man Schlafstörungen mit verstärkter Tagesmüdigkeit bei eigentlich ausreichender Schlafdauer

Klinik

- exzessive Schläfrigkeit während des Tages
- z.T. imperative (also schlecht bis nicht beherrschbare) Schlafattacken, die nicht durch unzureichende Schlafdauer erklärbar sind
- oft verlängerte Zeit nach Aufwachen bis zur vollständigen Wachheit

Ursachen

Iidiopathische Hypersomnie

- Prävalenz <1% der Bevölkerung
- familiäre Häufung
- Störung in aktivierenden Hirnzentren postuliert

nichtorganische Hypersomnie

- bei psychiatrischen Krankheiten, z.B. Depression
- nach emotionalen Belastungssituationen

Differentialdiagnose

- dementielle Erkrankungen → Störung des Tag-Nacht-Rhythmus, keine Hypersomnie i.e.S.
- medikamentöse Nebenwirkung (z.B. sedierende Antidepressiva)
- Hang-over-Effekt durch Schlafmittel
- Drogenkonsum
- internistische Krankheiten, z.B. Schlaf-Apnoe-Syndrom, Hypothyreose
- neurologische Krankheiten, z.B. Hirntumor, Narkolepsie, Klein-Levin-Syndrom (Crashkurs Neurologie)

Therapie

- genaue Aufklärung über Krankheitsbild und Gefahren → **Fahrtüchtigkeit** des Patienten prüfen
- Behandlung der Grundkrankheit(en)
- regelmäßige Schlafzeiten, auch tagsüber einhalten
- stimulierende Getränke, z.B. Cola
- aktivierende Medikamente, z.B. Reboxetin, Edronax® 2–4 mg/Tag

4.11.4 Parasomnien

Schlafwandeln

Syn.: Somnambulismus

Epidemiologie: meist Kindesalter • bei Erwachsenen Prävalenz 2%
Ätiologie: idiopathisch • familiäre Häufung • symptomatisch
Klinik: Zustand von Wachsein und Schlaf • komplexe Verhaltensmuster • offene Augen • schwer erweckbar • Amnesie
Diagnostik: Eigen und- Fremdanamnese • Polysomnographie/Videographie
DD: Psychomotorischer epileptischer Anfall
Therapie: Aufklärung • Schutz vor Verletzungen • meist keine medikamentöse Therapie

Definition

Somnambulismus (somnus der Schlaf, ambulare wandern) ist ein Phänomen, bei dem der Schlafende ohne aufzuwachen meist kurzzeitig das Bett verlässt, umhergeht und teilweise gefährliche Tätigkeiten verrichtet.

Epidemiologie

- Beginn 4.–6. Lj

- häufig Vollremission in der Pubertät
- Prävalenz im Kindesalter 4–6%
- Prävalenz im Erwachsenenalter ca. 2%
- oft in Kombination mit Pavor nocturnus

Ätiologie

- familiäre Häufung
- störende Faktoren der psychischen Entwicklung → v.a. bei Kindern vorkommend
- symptomatisch, z.B. Fieber, medikamentöse Nebenwirkung

Klinik

- Zustand **dissoziierten Bewusstseins**, in dem Wachsein und Schlaf kombiniert sind
- aus Tiefschlaf heraus auftretende Phasen mit **ziellosem Umherwandern**, Haus verlassen mit z.T. komplexen Verhaltensmustern
- Dauer: wenige Minuten bis halbe Stunde
- oft leises Sprechen oder Murmeln
- Augen weit geöffnet, **„gläserner" Blick**
- schwer erweckbar, kaum Kommunikation möglich
- Patient geht meist selbst oder geführt wieder ins Bett zurück
- **Amnesie** für Ereignis

Differentialdiagnose

psychomotorisch epileptischer Anfall (Crashkurs Neurologie)

- Tritt selten nachts auf
- während des Anfalls kein Ansprechen auf äußere Reize
- typische **„perseverierende" Bewegungen**, z.B. Schmatzen, Reiben der Hände
- **pathologisches EEG** im Anfall

4

Therapie

- **Aufklärung** der Patienten und Angehörigen, Schlafhygiene
- Schutz vor Verletzungen (z.B. Türen und Fenster schließen)
- **meist keine medikamentöse Therapie erforderlich**
- bei ausgeprägter Symptomatik: Benzodazepin, z.B Lorazepam, Tavor® 0,5–1 mg, oder sedierendes trizyklisches Antidepressivum, z.B. Trimipramin, Stangyl® 25 mg

Pavor nocturnus

Definition
Epidemiologie: meist Kindesalter • bei Erwachsenen selten
Ätiologie: idiopathisch • familiäre Häufung • symptomatisch
Klinik: Erwachen mit starker Angst • im ersten Drittel der Nacht • vegetative Angstreaktion • lebhafte Motorik • Verletzungsgefahr • Amnesie
Diagnostik: Eigen und- Fremdanamnese • Polysomnographie/Videographie
DD: Angststörung • Albträume • Drogenkonsum • Delir
Therapie: Aufklärung • Schutz vor Verletzungen • meist keine Medikation • Psychotherapie

Definition

Pavor nocturnus ist eine Form der Schlafstörungen mit angstvollem Erwachen aus dem Tiefschlaf, die vorwiegend im Klein- und Schulkindalter auftritt, aber auch Erwachsene lebenslang begleiten kann.

Epidemiologie

- Prävalenz bei Kindern 3%
- Erwachsene seltener

Ätiologie

- familiäre Häufung beschrieben

- psychische Entwicklungsdefizite spielen wohl untergeordnete Rolle
- bei Erwachsenen eher durch medikamentöse Nebenwirkungen ausgelöst

Klinik

- aus dem Tiefschlaf **plötzliches Erwachen mit starker Angst**
- oft mit lautem Schrei
- Auftreten meist während des ersten Nachtdrittels
- Dauer 1–90 Minuten
- **vegetative Angstreaktionen** (Tachykardie, Tachypnoe, Hautrötung, Mydriasis)
- oft sehr lebhafte Motorik: Herumwälzen, Schlagen gegen Boden oder Wand
- **Bettflucht** mit Rennen zur Tür
- Verletzungsgefahr
- **Amnesie** für Ereignis

Diagnostik

- Eigenanamnese, Fremdanamnese
- Polysomnographie mit Videographie

Differentialdiagnose

- Angsterkrankung, v.a. Panikstörung (Kap. 4.6)
- **Albträume**
  - Auftreten meist im **letzten Drittel** der Nacht
  - lebhafte, oft sehr bedrohliche Trauminhalte
  - keine Amnesie
- **Drogen**konsum, z.B. „Horror-Trip" nach LSD (Kap. 4.2)
- Delir mit Bewusstseinstrübung → selten aus Schlaf heraus auftretend (Kap. 4.2)

Therapie

- s. Schlafwandeln
- Erwachsene: tiefenpsychologisch orientierte Psychotherapie sinnvoll

4.11.5 Weitere häufige Schlafstörungen

Zähneknirschen • Sprechen im Schlaf • Einschlafmyoklonien

nächtliches Zähneknirschen

Syn.: Bruxismus
- häufiges Leiden
- nächtliches Kiefermahlen → oft tagsüber Schmerzen
- **Therapie**:
  - keine medikamentöse Therapie erforderlich
  - Aufbiss-Schiene bei Zahn- oder Kieferschäden

Sprechen im Schlaf

Syn.: Somniloquie
- normales Phänomen vieler Menschen
- kein Krankheitswert, meist keine Therapie nötig
- eher belastend für Bettpartner

Einschlafmyoklonien

Syn.:Einschlafzuckungen
- häufig
- plötzliches, blitzschnelles Zusammenzucken des ganzen Körpers kurz vor dem Einschlafen
- Therapie:
  - Verhaltenstherapeutische Maßnahmen
  - Entspannungsverfahren
  - keine Medikation nötig

4.12 Sexualstörungen

Die Häufigkeit sexueller Störungen wird meist unterschätzt. Aufgrund der (noch) bestehenden Tabuisierung dieses Themas, tun sich sowohl Patienten als auch Therapeuten schwer, sexuelle Probleme anzusprechen. So gibt es eine hohe Dunkelziffer an den unten genannten Erkrankungen und Störungen, die einer sehr behutsamen und offenen Patientenbehandlung bedürfen.

Viele somatische oder psychische Erkrankungen können Störungen des Sexualverhaltens nach sich ziehen. Man unterscheidet sexuelle Funktionsstörungen von abnormen sexuellem Verlangen und/oder Verhalten.

4.12.1 Sexuelle Funktionsstörungen

Appetenzstörungen • erektile Dysfunktion • Lubrikationsstörung • Orgasmusstörungen • Dyspareunie/Vaginismus • Therapie

Sexuelle Appetenzstörungen

Mangel an sexuellem Verlangen

Syn: Frigidität

4

Epidemiologie w>m

Ursachen

- persönlichkeitsbedingte Ängste vor Sexualität
- Beziehungsprobleme
- Schwangerschaft, Stillzeit
- „physiologische" Abnahme der sexuellen Lust im höheren Alter
- psychische Erkrankungen, z.B. Depression
- medikamentöse Nebenwirkung, z.B. Benzodiazepine, Diazepam (Valium®)

Gesteigertes sexuelles Verlangen

Syn: m: Satyriasis (Satyr=lüsternder Waldgeist), Erotomanie; w: Nymphomanie

Epidemiologie keine sicheren Daten zur Epidemiologie

Ursachen

- persönlichkeitsbedingt, häufig findet sich eine Selbstwertproblematik
- psychische Erkrankung, z.B. manische Erkrankung
- Drogenkonsum
- neurologische Krankheiten (z.B. sexuelle Enthemmung bei Morbus Pick oder nach traumatischer Hirnschädigung, Crashkurs Neurologie)

Erektile Dysfunktion

Syn: Impotentia coeundi

Definition mangelndes Vermögen, eine zum Geschlechtsverkehr ausreichende Erektion zu erreichen, oder aufrecht zu erhalten

Epidemiologie

- junge Männer: Prävalenz < 0,5%
- Männer > 65 Jahre: 25 %, im weiteren Alter zunehmend

- 10% der Männer sind dauerhaft impotent
- oft in Folge Versagensgefühle und depressive Entwicklung

Ursachen

- primäre Impotenz
- **psychogen:** Stress, Überlastung, Erwartungsdruck, Ängste
- **postoperativ:** Prostektomie
- **Alkoholismus** mit Leberzirrhose
- **Diabetes mellitus** mit Polyneuropathie
- Erkrankungen des Sakralmarks, z.B. Querschnittslähmung
- Endokrinopathien
- **medikamentöse Nebenwirkung**, z.B.
  - Betablocker: Metoprolol, Belok Zok®,
  - Antidepressiva: Amitryptilin, Saroten®

! MERKE

Wenn bei bestehender Impotenz eine normale Erektion bei Masturbation, im Schlaf oder bei Partnerwechsel auftritt, liegt eine psychogene Ursache sehr nahe!

Lubrikationsstörung

Definition

mangelnde Feuchtigkeit der Vagina beim Geschlechtsverkehr

Ursachen

- idiopathisch (primäre Lubrikationsstörung)
- **psychogen** durch Ängste, Stress, frühere Gewalterfahrung
- lokale Erkrankung, z.B. Vaginalinfektion
- Östrogenmangel, z.B. postmenopausal

Orgasmusstörung

Definition

Schwierigkeiten, einen Orgasmus zu erreichen, **obwohl** sexuelle Appetenz und Stimulierbarkeit (also Peniserektion oder Lubrikation) vorhanden sind

Formen

- **Ejaculatio retarda:** verzögerter Samenerguss
- **Ejaculatio praecox:** vorzeitiger Samenerguss
- **Anorgasmie:** Unfähigkeit, einen Orgasmus zu erleben

Ursachen

- sehr häufig **psychogen** (Erwartungsdruck meist sexuell unerfahrener junger Patienten)
- **medikamentöse Nebenwirkung,** z.B. Antidepressivum, Amitryptilin, Saroten®

Dyspareunie

Definition

Schmerzen während des Geschlechtsverkehrs

Epidemiologie

w>m, bes. im höheren Lebensalter

Ursachen

- psychische Ursachen, z.B Ängste, Stress, frühere Gewalterfahrung
- organische Ursachen, z.B. lokale Infektion, postpartale Vernarbungen

Vaginismus

Definition

- schmerzhafte Verkrampfung der Vaginalmuskulatur bei Geschlechtsverkehr → schmerzhaft ist nicht der Spasmus, sondern der Versuch in die Vagina einzudringen

Ursache

unbewusste Koitusangst

Therapie

Behandlung organischer oder psychiatrischer Grundkrankheiten

psychotherapeutische Verfahren

- **Beratung** (Problemdefinition, Information über normale sexuelle Abläufe)
- **Paartherapie** (Bearbeitung eines partnerschaftlichen Konflikts, Abbau von Erwartungsängsten oder Leistungszwängen)
- **übende Sexualtherapie** mit Koitusverbot und stufenweise „Neuerlernen" der Sexualität mit dem Partner nach Masters und Johnson (1973)
- bei tiefergehenden Störungen: **Einzelpsychotherapie**

medikamentöse Therapie

- **erektile Dysfunktion:** Prostaglandin-Inhibitoren, z.B. Sildenafil, Viagra®
- **Ejaculatio praecox:** SSRI, z.B. Citalopram, Cipramil®
- **verminderte sexuelle Appetenz:** orale Testosterongabe bei Männern und niedrigdosiert bei Frauen
- **gesteigerte sexuelle Appetenz:** Testosteronantagonist (z.B. Cyproteronazetat, Androcur®)

apparative Verfahren

- Schwellkörper-Injektion
- externe Vakuumpumpen zur Peniserektion (geringe Bedeutung)

! MERKE

Sexuelle Funktionsstörungen können kombiniert auftreten und die gleichen Ursachen haben, andererseits können verschiedene Ursachen die gleiche Störung hervorrufen!

4.12.2 Störungen der Sexualpräferenz

Definition

Formen: Exhibitionismus • Voyeurismus • Fetischismus • Sadomasochismus • Pädophilie • andere Paraphilien

Therapie: Psychotherapie • Selbsthilfegruppe • forensische Behandlung • medikamentöse Therapie

Prognose: meist unklar • viele Wiederholungstäter

Definition

- Die interindividuelle Ausgestaltung des eigenen Sexuallebens ist sehr vielfältig.
- **Störungen der Sexualpräferenz/Paraphilie:** sexuelle Handlungen, die den eigenen Freiraum beeinträchtigen oder anderen Menschen Schaden zufügen
- keine Zahlen zur Häufigkeit und Prognose

KLINIK

Gesellschaftliche Normen haben eine sehr starken Einfluss auf die Zuschreibung von Störungen! Man denke an die völlig öffentlich gelebte Knabenliebe im antiken Griechenland oder die Stigmatisierung homosexueller Menschen, die bis vor wenigen Jahrzehnten noch offiziell als psychisch krank diagnostiziert wurden.

Exhibitionismus

heterosexuelle Männer • Klinik • symbolische Machtdemonstration

Ursache

- v.a. **heterosexuelle Männer** betroffen
- Beginn nach der Pubertät, oft über viele Jahre anhaltend
- Drang, die **eigenen Geschlechtsorgane vor unbekannten Personen,** meist Frauen oder Kindern **zu zeigen,** oft in Verbindung mit Masturbation
- Steigerung der sexuellen Erregung bis hin zum Orgasmus, wenn Opfer **erschrocken** reagiert
- **kein näherer Kontakt zum Opfer gewünscht**, typisch ist Flucht bei Ansprache
- Drang wir als kaum kontrollierbar und Ich-fremd erlebt
- psychopathologisch gesehen als **Machtdemonstration** von selbstunsicheren, v.a. im Kontakt mit weiblichen Persönlichkeiten

Voyeurismus

heterosexuelle Männer • Klinik • Zweck

- meistens **heterosexuelle Männer** nach der Pubertät betroffen
- oft über Jahrzehnte bestehend
- ständiger oder wiederholt auftretender **Drang, andere Menschen heimlich** bei **sexueller Aktivität oder Intimitäten**, z.B. Ankleiden, **zu beobachten**
- dient der eigenen sexuellen Erregung, oft in Verbindung mit Masturbation

Fetischismus

hetero-/homosexuelle Männer/Paare • Klinik • fetischistischer Transvestismus

- meist hetero- oder homosexuelle Menschen sowie Paare betroffen
- **sexuelle Erregnung** wird an **unbelebte Gegenstände** (z.B. Unterwäsche, Schuhe) oder **Körperteile** (z.B. Füße, Gesäß) geknüpft
- Fetisch kann zum **Ritual** werden und sonstige sexuelle Aktivitäten zunehmend beinträchtigen

fetischistischer Transvestismus

- Tragen **von Kleidungsstücken** des **anderen Geschlechts** sowie anderer Attribute (z.B. Schminke, Perücke) führt zur **sexueller Erregung**

Sadomasochismus

hetero-/homosexuelle Männer/Paare • Klinik • kombinierte Paraphilien

- eher homosexuelle Männer oder Paare betroffen
- sexuelle Erregung durch **Erniedrigung, Schmerzen oder Fesselungen**
  - **sadistische Form** beinhaltet das Ausführen solcher Handlung
  - **masochistische Form** das Erdulden solcher Handlung
- häufig werden beide Varianten von der selben Person als erregend empfunden

- **oft Kombination** mit Fetischismus, Transvestismus und anderen Paraphilien (s.u.)
- verbreitete Prostitutionsart („Domina und Sklave")→ daher hohe Dunkelziffer

Pädophilie

meist Männer • Klinik • Täterprofil

- meist **Männer** betroffen
- **sexuelle Neigung zu Kindern**, meist Vorpubertät oder Pubertät
- Interesse kann ausschließlich auf Jungen oder Mädchen fokussiert sein
- Ursache kann eine narzistisch-verzerrte Bestätigung als „Vaterperson" sein oder eigene Ängste eine reife Sexualität auszubilden
- Täter oft sozial isoliert, minderbegabt oder in pädagogischen Berufen tätig
- straffällige Patienten werden forensisch-psychiatrisch behandelt

KLINIK

Kindesmissbrauch: meist männliche Täter aus dem familiären Umfeld, häufig sexuelle Ersatzhandlung sozial ausgegrenzter, zerrütteter Persönlichkeiten, Missbrauch durch „Machtgefälle" dient v.a. der eigenen sexuellen Stimulation.

4

Andere Paraphilien

Sodomismus

- sexuelle Handlungen an Tieren
- kulturabhängige Sexualpraktik: im antiken Rom in der Oberschicht sehr verbreitet (s.o.)

Frotteurismus

sexuelle Erregung durch Reiben und Pressen des eigenen Körpers an andere Menschen, z.B. in öffentlichen Verkehrsmitteln

Nekrophilie

sexuelle Handlungen an Toten

Therapie

Psychotherapie

- verhaltenstherapeutische Verfahren, „übende" Verfahren zum Wiedererlangen eines „normalen" sexuellen Verhaltens
- tiefenpsychologische Gesprächstherapie bei tiefergehenden psychischen Störungen

Selbsthilfegruppe

sinnvoll um (auch anonym) schambesetzte Themen anzusprechen und sich mit anderen Betroffenen auszutauschen

medikamentöse Therapie

Testosteronantagonist (z.B. Cyproteronazetat, Androcur®) bei abnormen sexuellen Impulsen, z.B. Pädophilie

! MERKE

Medikamentöse Therapie bei (Wiederholung-)Sexualstraftätern oft als „chemische Kastration" bezeichnet.

Prognose

- keine genauen Daten zu Paraphilien erhältlich → hohe Dunkelziffer

- bei pädophilien Patienten Rückfallgefahr und damit potentielle Gefährdung für die Mitmenschen beachten
- neuere Pilotprojekte, z. B. anonyme Therapie von pädophilen Patienten, sollen Rezidivraten vermindern

! MERKE
Ohne Leidensdruck sind die meisten Therapieversuche frustran, oft bleibt nur die forensische Verwahrung der Patienten!

4.12.3 Transsexualität

Definition
Epidemiologie: selten–sehr selten • m:w = 3:1
Ätiologie: unklar • analytischer Ansatz
Klinik: Unwohlsein mit dem eigenen Geschlecht • Wunsch und Streben nach Geschlechtsumwandlung
Diagnostik: Anamnese • Labor-/ genetische Diagnostik,
Differentialdiagnose: organische oder psychische Störungen • vorübergehende Geschlechtsidentitätsstörung
Therapie: tiefenpsychologische „diagnostische" Psychotherapie • Hormonbehandlung • operative Geschlechtsumwandlung mit Vorraussetzungen
Prognose: günstig bei sozialer und beruflicher Einbindung

Definition

unumstößliches subjektives Bewusstsein, dem anderen Geschlecht anzugehören

Epidemiologie

- Prävalenz: m: 1:30 000, w: 1:100 000
- häufig seit dem frühen Kindesalter bestehend
- meist ab Pubertät, in Phase der ersten sexuellen Kontakte zu Gleichaltrigen, manifest

Ätiologie

- noch nicht vollständig geklärt
- **analytisches Krankheitsmodell:** familiendynamisch bedingte Konflikte, z.B. bewusst falsche Rollenzuschreibung durch die Eltern führen zu Entwicklung einer Transsexualität

Klinik

- zunehmende Überzeugung über längeren Zeitraum, nicht dem Geschlecht anzugehören, was einem körperlich gegeben ist
- **Gefühl des Unbehangens im eigenen Körper** bis hin zum Abstreiten des eigenen Geschlechts
- hartnäckiges Anstreben von Namens- und Personenstandsänderung
- Wunsch nach hormoneller oder chirurgischer Intervention (sog. Geschlechtsumwandlung)
- „Rollenwechsel" mit den äußerlichen Veränderungen kann kompromisslos im privaten und beruflichen Umfeld vollzogen werden
- eigene Sexualität mit sexueller Befriedigung spielt oft nur untergeordnete Rolle
- Patienten leiden gehäuft an Depressionen, selbstverletzendem Verhalten (z.B. Selbstkastration) oder reagieren mit Suizidversuchen

Diagnostik

- ausführliche psychische und somatische Untersuchung
- Sozial- und Fremdanamnese

- Labordiagnostik, v.a. Geschlechtshormonspiegel
- genetische Diagnostik → unbedingt notwendig

Differentialdiagnosen

- vorübergehende Störung der Geschlechtsidentität, z.B. Adoleszentenkrise
- geschlechtschromosomale Anomalien, z.B. Klinefelter-Syndrom
- Endokrinopathien, z.B. testikuläre Feminisierung
- Homosexualität mit sekundärem Wunsch nach Geschlechtsumwandlung
- Schizophrenie mit gestörtem Körpererleben
- fetischistischer Transvestismus (Kap. 4.12.2)

KLINIK

Transvestismus

- Wunsch nach zeitweiser Erfahrung der gegengeschlechtlichen Identität
- heimliches Tragen von Kleidung oder Make-up führt zu innerer Entspannung, nicht jedoch zu sexueller Erregung
- meist führen Patienten heterosexuelle Partnerschaften oder haben Familie
- kein Bedürfnis nach langfristiger Geschlechtsumwandlung

Therapie

Psychotherapie

- anfangs tiefenpsychologische Gesprächstherapie zum Ausschluss vorübergehender Konfliktreaktionen oder anderer psychiatrischer Krankheiten
- dann begleitende, stützende Gesprächstherapie, die den Patienten auf die Zeit nach der Geschlechtsumwandlung vorbereiten soll

4

hormonelle und operative Therapie

- gegengeschlechtliche **Hormontherapie** über mindestens 6 Monate
- Vorraussetzung für **operative Geschlechtsumwandlung**
  - **gutachterliche Beurteilung**
    Psychotherapie
  - Hormonbehandlung
  - Zeitraum von mindestens 1 Jahr bis zur Operation, in dem der Patient in der gewünschten Geschlechtsrolle gelebt hat
- Namens- und Personenstandsänderung durch **Transsexuellengesetz** geregelt

Prognose

- **günstige Prognose** bei stabilem sozialem Netz, beruflicher Integration sowie psychotherapeutischer Behandlung
- ungünstig bei vorbestehenden psychischen Krankheiten
- bei operierten Mann-zu-Frau-Transsexuellen oft sozialer Anstieg als Komplikation

4.13 Persönlichkeitsstörungen

Definition

Begriffe: Persönlichkeit • Persönlichkeitsstörung
Klassifikation: Cluster A • B • C
Epidemiologie: Prävalenz: ca. 11% • Geschlechtergewichtung 1:1, je nach Unterform unterschiedlich
Ätiologie: multifaktoriell
Diagnostik: psychiatrische Untersuchung • standardisierte Untersuchungsinstrumente
Therapie: Psychotherapie • Psychopharmakotherapie

Definition

Persönlichkeit: zeitlich überdauernde Eigenschaften und Verhaltensweisen eines Menschen, die in ihrer jeweiligen Konstellation seine Reaktionen erklären und Vorhersagen auf sein künftiges Verhalten ermöglichen.

Persönlichkeitsstörung nach Kurt Schneider („Die psychopathischen Persönlichkeiten",1923): „Abnorme Persönlichkeiten sind Abweichungen von einer uns vorschwebenden Durchschnittsbreite von Persönlichkeiten. Maßgebend ist also die Durchschnittsnorm, nicht etwa die Wertnorm. Überall gehen abnorme Persönlichkeiten ohne Grenzen in die als normal zu bezeichnenden Lagen über". „Psychopathische Persönlichkeiten sind diejenigen, die an ihrer Abnormität leiden oder unter deren Abnormität die Gesellschaft leidet."

Klassifikation

Die Einteilung der spezifischen Persönlichkeitsstörungen im DSM IV erfolgt aufgrund der im Vordergrund stehenden Symptomatik in 3 Gruppen (Cluster), denen die im ICD 10 genannten Persönlichkeitsstörungen zugeordnet werden können.

Tab. 4.14 Cluster-Einteilung der Persönlichkeitsstörungen nach DSM IV

Cluster	spezifische Persönlichkeitsstörung
A „exzentrisch"	• paranoide Persönlichkeitsstörung • schizoide Persönlichkeitsstörung
B „dramatisch"	• dissoziale Persönlichkeitsstörung • emotional instabile Persönlichkeitsstörung impulsiver Typ • emotional instabile Persönlichkeitsstörung Borderline Typ • histrionische Persönlichkeitsstörung • (narzisstische Persönlichkeitsstörung)
C „ängstlich"	• anankastische Persönlichkeitsstörung • ängstlich (vermeidende) Persönlichkeitsstörung • abhängige (asthenische) Persönlichkeitsstörung

Epidemiologie

- Punktprävalenz: ca. 11 % (5–20%)
- m:w=1:1, (dissoziale und schizoide Persönlichkeitsstörung m>w, emotional instabile Persönlichkeitsstörung vom Borderline-Typ w>m)

Ätiologie

multifaktoriell

- neurobiologische Befunde zeigen Zusammenhang zwischen Ausprägung von Persönlichkeitsgrundzügen und der Aktivität bestimmter Neurotransmittersysteme (Serotonin mit Aggressivität, Impulsivität, Suizidalität, Unlustvermeidung; Noradrenalin und Dopamin mit Suche nach Reizen, Belohnung, Abenteuerlust)
- Erziehung
- Lernen durch Vorbilder, soziales Milieu

Klinik

diagnostische Kriterien (nach ICD 10), allgemein:

- charakteristische und dauerhafte innere Erfahrungs- und Verhaltensmuster der Betroffenen weichen deutlich von kulturell erwarteten und akzeptierten Normen ab.
- Diese Abweichung äußert sich in mehr als einem der folgenden Bereiche:
  - Kognition (d.h. Wahrnehmung und Interpretation von Dingen, Menschen und Ereignissen; Einstellungen und Vorstellungen von sich selbst und anderen)

4

- Affektivität (Variationsbreite, Intensität und Angemessenheit der emotionalen Ansprechbarkeit und Reaktion)
- Impulskontrolle und Bedürfnisbefriedigung
- zwischenmenschliche Beziehungen und die Art des Umgangs mit ihnen

- die Abweichung ist so ausgeprägt, dass das daraus resultierende Verhalten in vielen persönlichen und sozialen Situationen unflexibel, unangepasst oder unzweckmäßig ist
- persönlicher Leidensdruck, nachteiliger Einfluss auf die soziale Umwelt aufgrund auffälligem Sozialverhalten
- Nachweis, dass die Abweichung stabil, von langer Dauer ist und im späten Kindesalter oder der Adoleszenz begonnen hat.
- Ausschluss einer Achse A – Störung (klassische psychiatrische Erkrankung)
- Ausschluss einer organischen Erkrankung / Funktionsstörung des Gehirns

diagnostische Kriterien (nach ICD 10), im einzelnen:
jeweils drei, bzw. vier der jeweiligen Kriterien müssen erfüllt sein

Paranoide Persönlichkeitsstörung

- übertriebene Empfindlichkeit auf Rückschläge und Zurücksetzung
- Neigung, dauerhaft Groll zu hegen, d.h. Beleidigungen, Verletzungen, oder Missachtungen werden nicht vergeben
- Misstrauen und eine anhaltende Tendenz, Erlebtes zu verdrehen, indem neutrale oder freundliche Handlungen anderer als feindlich oder verächtlich missdeutet werden
- Streitbarkeit und beharrliches, situationsunangemessenes Bestehen auf eigenen Rechten
- häufiges ungerechtfertigtes Misstrauen gegenüber der sexuellen Treue des Ehe- bzw. Sexualpartners
- ständige Selbstbezogenheit, besonders in Verbindung mit starker Überheblichkeit
- häufige Beschäftigung mit unbegründeten Gedanken an Verschwörungen als Erklärungen für Ereignisse in der näheren oder weiteren Umgebung

Schizoide Persönlichkeitsstörung

- wenn überhaupt, dann bereiten nur wenige Tätigkeiten Freude
- zeigen emotionaler Kühle, Distanziertheit oder abgeflachter Affekt
- reduzierte Fähigkeit, warme, zärtliche Gefühle für andere, oder Ärger auszudrücken
- erscheint gleichgültig gegenüber Lob und Kritik von anderen
- wenig Interesse an sexuellen Erfahrungen mit anderen Menschen
- fast immer Bevorzugung von Aktivitäten, die alleine durchzuführen sind
- übermäßige Inanspruchnahme durch Phantasien und Introvertiertheit
- hat keine oder wünscht keine engen Freunde oder vertrauensvollen
- Beziehungen (oder höchstens eine)
- deutlich mangelhaftes Gespür für geltende soziale Normen und
- Konventionen. Werden sie nicht befolgt, geschieht das ohne Absicht

Dissoziale Persönlichkeitsstörung

- herzloses Unbeteiligtsein gegenüber den Gefühlen anderer
- deutliche und andauernde verantwortungslose Haltung und Missachtung sozialer Normen, Regeln und Verpflichtungen
- Unfähigkeit zur Aufrechterhaltung dauerhafter Beziehungen, obwohl keine Schwierigkeit besteht, sie einzugehen
- sehr geringe Frustrationstoleranz und niedrige Schwelle für aggressives, einschließlich gewalttätiges Verhalten
- fehlendes Schuldbewusstsein oder Unfähigkeit, aus negativer Erfahrung, insbesondere Bestrafung zu lernen
- deutliche Neigung, andere zu beschuldigen ohne plausible Rationalisierungen anzubieten, durch welches die Betroffenen in einen Konflikt mit der Gesellschaft geraten sind

Emotional instabile Persönlichkeitsstörung, impulsiver Typus

- deutliche Tendenz, unerwartet und ohne Berücksichtigung der Konsequenzen zu handeln
- deutliche Tendenz zu Streitereien und Konflikten mit anderen, vor allem dann, wenn impulsive Handlungen unterbunden oder getadelt werden
- Neigung zu Ausbrüchen von Wut oder Gewalt mit Unfähigkeit zur Kontrolle explosiven Verhaltens
- Schwierigkeiten in der Beibehaltung von Handlungen, die nicht unmittelbar belohnt werden
- unbeständige und unberechenbare Stimmung

Emotional instabile Persönlichkeitsstörung, Borderline-Typus

mindestens drei Kriterien des impulsiven Typus plus zwei der folgenden Kriterien müssen vorliegen:

- Störungen und Unsicherheit bezüglich Selbstbild, Zielen, und „inneren Präferenzen" (incl. sexueller)
- Neigung sich in intensive, aber instabile Beziehungen einzulassen, oft mit der Folge von emotionalen Krisen
- übertriebene Bemühungen, das Verlassenwerden zu vermeiden
- wiederholt Drohungen oder Handlungen mit Selbstschädigung
- anhaltendes Gefühl der Leere

Histrionische Persönlichkeitsstörung

- dramatische Selbstdarstellung, theatralisches Auftreten oder übertriebener Ausdruck von Gefühlen
- Suggestibilität, leichte Beeinflussbarkeit durch andere oder durch Ergebnisse/Umstände
- oberflächliche, labile Affekte
- ständige Suche nach aufregenden Erlebnissen und Aktivitäten, in denen die Betroffenen im Mittelpunkt der Aufmerksamkeit stehen

- unangemessen verführerisch in Erscheinung und Verhalten
- übermäßige Beschäftigung damit, äußerlich attraktiv zu erscheinen

Anankastische (zwanghafte) Persönlichkeitsstörung

- Gefühl von starkem Zweifel und übermäßiger Vorsicht
- ständige Beschäftigung mit Details, Regeln, Listen, Ordnungen, Organisationen oder Plänen
- Perfektionismus, der die Fertigstellung von Aufgaben behindert
- übermäßige Gewissenhaftigkeit und Skrupelhaftigkeit
- unverhältnismäßige Leistungsbezogenheit unter Vernachlässigung bis zum Verzicht auf Vergnügen und zwischenmenschliche Beziehungen
- übertriebene Pedanterie und Befolgung sozialer Konventionen
- Rigidität und Eigensinn
- unbegründetes Bestehen darauf, dass andere sich exakt den eigenen Gewohnheiten unterordnen, oder unbegründete Abneigung dagegen, andere etwa machen zu lassen

Ängstlich (vermeidende) Persönlichkeitsstörung

- andauernde und umfassende Gefühle von Anspannung und Besorgtheit
- Überzeugung, selbst sozial unbeholfen, unattraktiv oder minderwertig im Vergleich mit anderen zu sein
- übertriebene Sorge, in sozialen Situationen kritisiert oder abgelehnt zu werden
- persönliche Kontakte nur, wenn es sicher ist, gemocht zu werden
- eingeschränkter Lebensstil wegen des Bedürfnisses nach körperlicher Sicherheit
- Vermeidung beruflicher oder sozialer Aktivitäten, die intensiven zwischenmenschlichen Kontakt bedingen, aus Furcht vor Kritik, Missbilligung oder Ablehnung

Abhängige (asthenische) Persönlichkeitsstörung

- Ermunterung oder Erlaubnis an andere, die meisten wichtigen Entscheidungen für das eigene Leben zu treffen
- Unterordnung eigener Bedürfnisse unter die anderer Personen, zu denen eine Abhängigkeit besteht, und unverhältnismäßige Nachgiebigkeit gegenüber deren Wünschen
- mangelnde Bereitschaft zur Äußerung selbst angemessener Ansprüche gegenüber Personen, von denen man abhängt
- unbehagliches Gefühl, wenn die Betroffene alleine sind, aus übertriebener Angst, nicht für sich alleine sorgen zu können
- häufiges Beschäftigtsein mit der Furcht, verlassen zu werden und auf sich selber angewiesen zu sein
- eingeschränkte Fähigkeit, Alltagsentscheidungen zu treffen, ohne zahlreiche Ratschläge und Bestätigungen von anderen zu erbitten

Psychotherapie (Kap. 3.2)

- Verhaltenstherapie (problem- und symptomorientiert), z.B. Dialektisch-Behaviorale-Therapie der Borderline-Störung nach M. Linehan (DBT)

- psychodynamisch-analytische Therapie (langfristige psychodynamische Behandlung, um dauerhafte Änderungen v.a. der Beziehungsfähigkeit und Beziehungsmuster zu erreichen), aber auch syndromorientierte Therapieform, z.B. tiefenpsychologisch fundierte Therapie der Borderlinestörung nach O. Kernberg

Pharmakotherapie (Kap. 3.1)

- symptomorientiert bei starken Ängsten und Anspannungszuständen
- Hinweise für positive Response auf Naltrexon (Nemexin®) bei selbstverletzendem Verhalten und Dissoziationen
- Therapie der komorbiden psychiatrischen Erkrankungen
- z.B. Antidepressiva: Fluoxetin (Fluctin®) 40 mg/d

Prognose

Bei Vorhandensein einer Persönlichkeitsstörung muss von einem anhaltenden, oft lebenslangen Verlauf ausgegangen werde, der zum einen therapeutisch, aber auch physiologisch im Alter in seiner Symptomausprägung zurückgehen kann.

Komorbidität

- ca. 40% entwickeln auch eine depressive Störung, häufig auch Zwangsstörung
- Substanzmissbrauch und Suchterkrankung
- Suizidalität

4.14 Intelligenzminderung

Syn: Oligophrenie

Definition
Klassifikation: durch standardisierte Intelligenztests
Epidemiologie: 2–3% in Deutschland
Ätiologie: vererbt • idiopathisch • erworben
Klinik: leichte Intelligenzminderung • mittelschwere Intelligenzminderung • schwere Intelligenzminderung • schwerste Intelligenzminderung
Diagnose: Intelligenztests • EEG/Bildgebung • Stoffwechseluntersuchungen • Ursachenklärung

Definition

Zustand von verzögerter oder unvollständiger Entwicklung geistiger Fähigkeiten. Es sind besonders die Fertigkeiten beeinträchtigt, die zum Intelligenzniveau beitragen, wie Kognition, Sprache, motorische und soziale Fähigkeiten. Bei Personen mit einer Intelligenzminderung können dabei große Ausprägungsunterschiede in den einzelnen Teilbereichen entstehen.

Klassifikation

Der Schweregrad einer Intelligenzminderung wird anhand standardisierter Intelligenztests festgestellt. Die Diagnose hängt auch von der Beurteilung der allgemeinen intellektuellen Funktionsfähigkeit durch einen erfahrenen Diagnostiker ab.

Da sich intellektuelle und soziale Fähigkeiten im Verlauf verändern können, muss sich die diagnostische Einschätzung immer auf das gegenwärtige Funktionsniveau beziehen.

- Grenzbereich niedriger Intelligenz (IQ: 70–79)
- leichte Intelligenzminderung (IQ: 50–69)
- mittelgradige Intelligenzminderung (IQ: 35–49)
- schwere Intelligenzminderung (IQ: 20–34)
- schwerste Intelligenzminderung (IQ: 0–19)

Epidemiologie

Anteil der geistig Behinderten in Deutschland: 2–3%, m>w

- 80% leichte Intelligenzminderung (früher: „Debilität")
- 12% mittelgradige Intelligenzminderung („Imbezillität")
- 7% schwere Intelligenzminderung („ausgeprägte Imbezillität")
- 1% schwerste Intelligenzminderung

Ätiologie

- vererbt (Genmutationen, Fehlbildungssyndrome, Chromosomenanomalien [fragiles x-Chromosom])
- idiopathisch
- erworben/exogen (pränatale Infektionen, toxische Einflüsse, Geburtstraumen, postnatale Schädigungen, früh erworbene Erkrankungen)

Leichte Intelligenzminderungen sind in 50–70% familiär, mittelschwere bis schwerste Intelligenzminderung zu 90% exogen bedingt.

Bei etwa 80% bleibt die Ursache unklar.

Klinik

Leichte Intelligenzminderung

- verzögerter Spracherwerb, ausreichend für den Alltag
- bei deutlich verlangsamtem Entwicklungstempo wird meistens die volle Unabhängigkeit in der Selbstversorgung (Essen, Waschen, Anziehen, Kontinenz) erreicht.
- emotionale und soziale Unreife verschlechtern die Prognose

Mittelgradige Intelligenzminderung

- begrenztes Sprachverständnis und -gebrauch
- verzögerte motorische Fähigkeiten (Selbstversorgung ↓)
- oftmals lebenslange Beaufsichtigung, einfache praktische Tätigkeiten können betreut verrichtet werden
- selten ein unabhängiges Leben als Erwachsener
- Anzeichen für eine soziale Entwicklung und Kommunikation vorhanden

Schwere Intelligenzminderung

- schwere Ausprägung der benannten Störungen
- zusätzlich ausgeprägte motorische Schwächen und Ausfälle als Zeichen der Schädigung des ZNS

Schwerste Intelligenzminderung

- nur rudimentäre Formen nonverbaler und verbaler Kommunikation
- meist immobil, oder stark motorisch eingeschränkt, ständig hilfsbedürftig, inkontinent

Diagnose

- Intelligenztest, EEG und Bildgebung, Stoffwechseluntersuchungen
- Ursachenklärung:
  - Familienstamm über 3 Generation
  - prä-, peri- und postnatale Anamnese
  - intensive Suche nach Zeichen zu definierten Chromosomenanomalien
  - evtl. Chromosomenanalyse

Differentialdiagnose

Abgrenzung zu Demenz und Autismus

Therapie

- präventiv: genetische Beratung der Eltern
- Screeningmethoden bei Neugeborenen: erkennen/behandeln erblicher Enzymdefekte
- bei allen anderen Oligophrenieformen, oder bei verfehlter frühzeitiger Behandlung ist keine kausale, medikamentöse Therapie mehr möglich. Hier stehen spezielle Fördermaßnahmen (Sonderkindergärten, -schulen, Werkstätten) zur Verfügung, bei ausgeprägteren Verläufen bleibt meist nur die Heimunterbringung.
- begleitende psychische Störungen werden je nach Erkrankung entsprechend medikamentös behandelt

Verlauf

Die Prognose ist wesentlich durch das soziale Umfeld mitbestimmt. Komplizierend treten andere psychische Störungen hinzu.

KAPITEL 5 Psychiatrische Notfälle

Suizidalität • Erregungszustand • Bewusstseinsstörung/Delir • Stupor/Katatonie •• Notfälle durch (Psycho-)Pharmaka

„Der Suizidversuch ist für den Psychiater, was der Herzinfarkt für den Internisten ist."

Kenntnisse in psychiatrischen Notfällen sind für jeden tätigen Arzt von großer Bedeutung, da sich ein Großteil im häuslichen Umfeld des Patienten, in der Praxis des (Haus-) Arztes, in Alten- oder Pflegeheimen oder in Allgemeinkrankenhäusern ereignet.

! MERKE

Jeder Arzt kann zu einem Zeitpunkt seiner Tätigkeit mit psychiatrischen Notfällen konfrontiert werden.

Psychiatrische Notfälle bedürfen sofortiger zielgerichteter Therapie, welche sich an akuten Symptomen orientiert. Hauptziel ist die Abwendung von Gefahr für den Patienten und/oder für seine Umwelt.

Die **wichtigsten psychiatrischen Notfälle** sind

- Suizidalität
- Erregungszustand
- Bewusstseinsstörung/Delir
- Stupor/Katatonie
- Notfälle durch (Psycho-)Pharmaka

5.1 Grundlagen

Besonderheiten des psychiatrischen Notfalls: Verweigerung von Anamnesegespräch/Therapie • Behandlung in psychiatrischer Klinik nötig • Ausschluss Selbst- und Fremdgefährdung im Vordergrund
rechtliche Aspekte: Sofortmaßnahmen • Unterbringungsverfahren • Betreuungsverfahren
Notfalluntersuchung: ärztliches Gespräch • Fremdanamnese • Umfeld des Patienten • körperliche Untersuchung • exakte Dokumentation

Besonderheiten des psychiatrischen Notfalls

- ärztliches Gespräch und körperliche Untersuchung werden oft krankheitsbedingt **verweigert** → genaue Diagnostik unmöglich
- Therapiemaßnahmen werden vom Patienten abgelehnt
- Verhaltensbebachtung/Fremdanamnese → **objektive Diagnose eines psychopathologischen Syndroms (s. Abb 5.1.1)**

- wesentliche Therapieoption des erstbehandelnden Notarztes/niedergelassen Arztes: Einweisung in eine psychiatrische Fachklinik mit möglicher geschützter („geschlossener“) Aufnahme unter kontinuierlicher Überwachung
- Klinikeinweisung sollte mit dem Einverständnis des Betroffenen erfolgen, eventuell können Angehörige in die Bemühung um eine freiwillige Aufnahme einbezogen werden
- Selbstgefährdung, Behandlungsverweigerung, Fremdgefährdung → Einleitung von **Zwangsmaßnahmen** unumgänglich

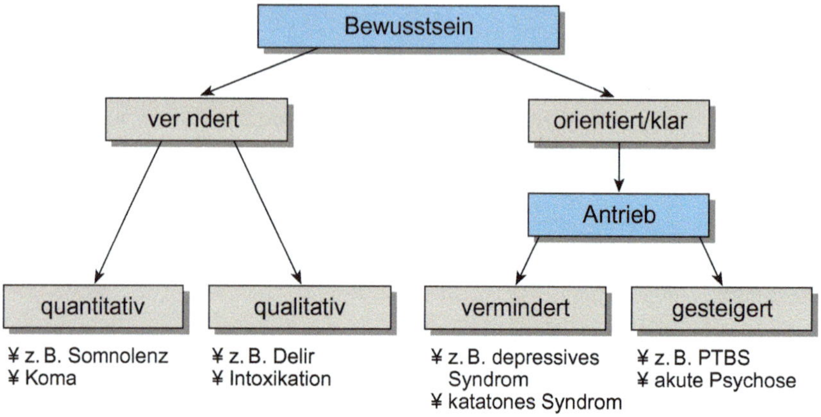

Abb. 5.1 Symptomorientierte Diagnosehilfe

! MERKE
Bei unklaren Angaben des Patienten, großer Diskrepanz zu fremdanamnestischen Angaben oder nicht einzuschätzender Gefährdung für Patient/Mitmenschen immer aus Sicherheitsgründen von der „gefährlichsten Version“ ausgehen!

rechtliche Aspekte

- akuter Fall: unbedingt notwendige Therapiemaßnahmen erfolgen nach rechtlicher Absicherung auch **ohne ausdrückliche Einwilligung** des Patienten
- nahtlos muss dann jedoch rechtliche Grundlage für weitere Behandlung geschaffen werden
- Gericht/Aufsichtsbehörde: genehmigt Zwangsmaßnahmen auf Antrag des Arztes oder der Polizei
- jedes Bundesland hat diesbezügliche eigene Gesetze!

Unterbringungsverfahren („Zwangseinweisung und -behandlung“)

- geschlossene Behandlung zur **Abwehr von Eigen- oder Fremdgefährdung**
- Durchführung notwendiger diagnostischer Maßnahmen, z.B. Bestimmung von Medikamentenspiegel im Blut
- gesicherte **Medikamentenverabreichung**
- mögliche **Fixierung des Patienten** im Krankenbett

Betreuungsverfahren

- rechtlicher Betreuer kümmert sich um festgelegte Bereiche wie medizinische Behandlung, Vertretung vor Behörden u.a.
- meist simultan zum Unterbringungsverfahren, kann aber auch einzeln beantragt werden, z.B. durch Angehörige von Demenzpatienten

psychiatrische Notfalluntersuchung
ärztliches Gespräch

- grundlegender Bestandteil der Notfall-Therapie **(Kontakt zum Patienten!)**→ wenn möglich Erheben eines vollständigen psychopathologischen Befundes
- **Erlangen von Gesprächsbereitschaft** durch sicheres, professionelles Auftreten
- Vorstellen als Arzt und Anbieten medizinischer Hilfe
- **Beruhigung** durch vertrauenswürdige Hilfsangebote
- Fragen nach körperlichen Symptomen mit dem Angebot einer körperlichen Untersuchung
- Fragen nach psychischen Symptomen, die den Patienten belasten oder quälen

! MERKE
Im Erstgespräch müssen selbst- und fremdgefährdende Tendenzen seitens des Patienten abklärt werden, auch wenn prima vista keine Anhalt dafür besteht!

Fremdanamnese

- Patient will/kann sich nicht äußern
- bei Suchtkrankheiten und schizophrenen Psychosen

Umfeld

Inspektion des räumlichen Umfeldes
- Abschiedsbrief
- Medikamenten- oder Drogenvorräte
- Verwahrlosung der Wohnstätte

körperliche Untersuchung

in Akutsituationen nicht vollständig durchführbar, wichtig zum Ausschluss somatischer Ursachen:
- Hinweis auf **Intoxikation** (Einstichstellen, Drogen- und Medikamentenanamnese, Drogenscreening, Atemalkoholtestung)
- äußere **Verletzungen** bei Erregungszustand
- neurologische Symptome, z.B. Verwirrtheit nach cerebralem Insult
- internistische Symptome, z.B. Aggressivität bei Hypoglycämie

! MERKE
Ein schwerwiegender Fehler ist es, in einer vermeintlichen psychiatrischen Notfallsituation eine ernste somatische Erkrankung zu übersehen!

Dokumentation

Wichtiger Bestandteil der Notfallversorgung ist exakte Dokumentation (z.B. im Notarztprotokoll) von Notfallsituation, Befunden, Fremdanamnese, Daten von Angehörigen oder Bezugspersonen → dient der **rechtlichen Absicherung** des erstversorgenden Arztes

5.2 Suizidalität

Definition: Suizid • Suizidversuch • Parasuizid • appellativer Suizidversuch
Epidemiologie: 15–20 von 100.000 Bundesbürgern/Jahr • m:w=2–3:1• hohe Dunkelziffer bei Suizidversuchen
Klinik: präsuizidales Syndrom • suizidale Entwicklung • Risikogruppen • Suizidmethoden
Ursachen: psychische Krankheiten • Bilanzsuizid
Diagnostik: ausführliche Anamnese • Fremdanamnese • Testverfahren
Therapie: Krisenintervention • Akutpharmakotherapie • Suizidprävention

Definition

Suizid: absichtlich vorgenommene Selbstschädigung mit tödlichem Ausgang

Suizidversuch: Selbsttötung beabsichtigt oder Ausdruck des Wunsches nach Ruhe und Beendigung von Belastungsfaktoren

Parasuizid: Impuls, sich schwer zu verletzen, ohne konkrete Todesabsicht oder beabsichtigter Drogenkonsum über dem allgemein anerkannten Dosisbereich

appellativer Suizidversuch: Wunsch nach Zuwendung durch die Umgebung ist Triebkraft für suizidale Handlung

> **! MERKE**
> Auch wenn eine Suizidabsicht vorhanden ist, bestehen oft nebeneinander die oben genannten Intentionen!

Epidemiologie

- Suizidrate: 15–20 von 100.000 Bundesbürgern/Jahr
- 10200 Menschen suizidierten sich 2005 in Deutschland
- täglich sterben weltweit ca.1000 Menschen an den Folgen eines Suizides
- m:w = 2–3:1
- bei Jugendlichen und jungen Erwachsenen sind Suizide nach Unfällen die häufigste Todesursache
- hohe Dunkelziffer: Rate von parasuizidalen Handlung und Suizidversuchen ca. 10–30 mal höher geschätzt

Klinik

- selten raptusartig, z.B. bei akuter schizophrener Erkrankung
- meist allmähliche suizidale Entwicklung in Stadien (nach Pöldiger 1988)
  - Phase des Suiziderwägens
  - Phase der Möglichkeit des eigenen Suizids
  - Ambivalenzphase
  - Entschlussphase
- präsuizidales Syndrom (geht oft dem eigentlichen Suizid voraus)
  - Erleben von Ausweglosigkeit
  - sozialer Rückzug
  - Beschäftigung mit Todesgedanken
  - **„Ruhe vor dem Sturm“:** nach Zeit der Verzweiflung und Unruhe kommt es zu einem Zustand der inneren Ausgeglichenheit bis zur friedvollen Gelöstheit → höchste Vorsicht für Behandler

> **! MERKE**
> 80% der Patienten, die einen Suizidversuch begangen haben, haben diesen im Vorfeld angekündigt! 30–40% der durch Suizid Verstorbenen hatten mindestens einen Suizidversuch in der Vorgeschichte!

Risikogruppen

- psychisch Kranke (s.u.)
- Suizide in der Familienanamnese → **Suggestivwirkung**
- alte, multimorbide Menschen
- alleinlebende, verwitwete/geschiedene Personen
- Herkunftsland, z.B. Ungarn mit hoher Suizidrate
- Stadtbewohner

KLINIK

„Vererblichkeit" von Suizidalität: Familie von Ernest Hemingway, in der sich überdurchschnittlich viele männliche Angehörigen das Leben genommen haben.

Suizidmethoden

- harte Methoden (eher von Männern angewandt): z.B. Erschießen, Erhängen, Überfahren, Sprung aus großer Höhe
- weiche Methoden (eher von Frauen angewandt): z.B. Tabletteneinnahme, Gasinhalation

Ursachen

psychische Krankheiten

98% der Patienten sind beim Suizid psychisch krank

- 40–60% Depression (Kap. 4.4)
- 20% Alkoholsucht (oft mit Depression) (Kap. 4.2)
- 10% Schizophrenie (Kap. 4.3)

KLINIK

10–20% der Patienten mit Depressionen, Schizophrenie oder Suchtkrankheiten suizidieren sich im Laufe ihrer Krankheit.

Bilanzsuizid

- sehr selten
- beruht auf einem rationalen Kalkül, z.B. bei länger bestehender körperlicher Krankheit

Diagnose

- **häufigster psychiatrischer Notfall**
- ausführliche Anamnese zwingend notwendig
- Fremdanamnese
- Testverfahren, z.B. Fragenkatalog zur Abschatzung von Suizidalität nach Pöldinger

Therapie

Krisenintervention

- **frühe Kontaktaufnahme** zum Patienten
- ungestörte Umgebung, dem Patienten genügend Zeit geben
- Suizidalität **offen und direkt** erfragen, den Patienten ernst nehmen in seinem Leid
- Gefühle auf Seiten des Patienten (Trauer, Wut) zulassen
- Auslöser/Anlass der Krise klären
- emotionales Stützen des Patienten → supportiver Ansatz
- Grundproblematik herausarbeiten
- Abklären stützender Faktoren (Familie, Religion)
- Patienten die Scham nehmen, Suizidalität als „normale" Reaktion auf aktuelle Belastungen beschreiben → **keine Wertungen**
- Ausschluss psychiatrischer Krankheiten
- **Einleitung weiterer Therapien**
  - ambulante Gesprächstherapie, v.a. bei neurotischen Störungen
  - stationäre Behandlung in **Kriseneinrichtung** mit supportiver Gesprächstherapie
  - **geschlossene Unterbringung** gegen den Willen des Patienten bei nicht auszuschließender Suizidgefahr
  - im Anschluss Anbindung an Selbsthilfegruppe
  - Einbeziehung wichtiger Bezugspersonen sehr sinnvoll

Akutpharmakotherapie

- Suizidalität bei **depressiven Störungen**
  - konsequente antidepressive Psychopharmakotherapie (Kap. 4.4, Kap. 3.1)
  - vorrübergehend Verordnung von Benzodiazepinen, z.B. Lorazepam, Tavor®, 1–2,5mg
  - zusätzliche **psychotische Symptome** (z.B. Schuldwahn): antipsychotische Medikation, z.B. Quetiapin, Seroquel® 300–600mg
- Suizidalität bei **schizophrenen** Krankheiten
  - konsequente antipsychotische Psychopharmakotherapie, z.B. hochpotentes Neuroleptikum, Haloperidol, Haldol® 10-20mg
  - Zusätzlich vorrübergehend Verordnung von Benzodiazepinen, z.B. Lorazepam, Tavor®, 1–2,5mg
- Suizidalität bei **Angststörungen**
  - vorrübergehend Verordnung von Benzodiazepinen, z.B. Lorazepam, Tavor®, 1–2,5mg
- Suizidalität bei **Persönlichkeitsstörungen**
  - passagere Gabe von Benzodiazepinen, z.B. Lorazepam, Tavor®, 1–2,5mg
  - niedrigdosiert neuroleptische Medikation zur Dämpfung von autoaggressiven Impulsen, z.B. Risperidon, Risperdal®, 1–2mg
- zusätzlich medikamentöse **Schlafregulierung**, z.B. Zopiclon, Ximovan®, 7,5mg
- kontinuierliche **Überwachung und Betreuung des Patienten**

! MERKE

Entscheidend ist der frühe Aufbau eines Vertrauensverhältnisses zwischen Patient und Arzt!

5

pharmakologische Suizidprävention

- affektive Störungen: Lithiumsalze senken langfristig das Suizidrisiko
- schizophrene Krankheiten: atypisches Neuroleptikum Clozapin reduziert langfristig das Suizidrisiko

! MERKE

Rezidivprophylaxe ist bei länger bestehender Suizidalität i.R. psychiatrischer Krankheiten sehr wichtig!

5.3 Erregungszustand

Definition

Klinik: psychomotorische Unruhe • Impulsivität • Fremd-/Selbstaggression
Diagnostik: oft schwierig • Fremdanamnese • Labor • apparative Diagnostik
Ursachen: Schizophrenie • Manie • Depression •
DD: organische Störungen • Angst • Impulskontrollstörung • paradoxe Medikamentenwirkung
Therapie: Talk down • Eigenschutz • medikamentöse Akuttherapie

Definition

Ein Erregungszustand ist eine meist sehr eindrückliche und für Umstehende angstauslösend psychische Verfassung, welche durch ziellose Steigerung des Antriebs und der Psychomotorik sowie affektive Enthemmung mit Kontrollverlust gekennzeichnet ist.

Klinik

- innere Anspannung, **Gefühl des Getriebenseins**
- Misstrauen, Ängste
- **Gereiztheit,** mangelnde Kooperation („vor sich hin starren")
- psychomotorische **Unruhe**
- Agitiertheit, Impulsivität (Auf- und Ablaufen, laute Sprache, Gestikulieren mit Drohgebärden)
- **Fremd- und Selbstaggression** mit unvermittelter Gewalttätigkeit
- Wahnerleben

Diagnostik

- Anamnese im Akutstadium meist **nicht** möglich
- **Fremdanamnese** sehr wichtig (Vorerkrankungen, Medikation)
- wenn möglich körperliche Untersuchung
- Labor mit Blutbild, Elektrolyten, Blutzucker
- Drogenscreening
- cCT bei V.a. intrakranielles Geschehen

Ursachen

- (beginnende) Schizophrenie
- Manie
- agitierte Depression
- Delir jeglicher Genese

Differentialdiagnose

- organische Störungen (z.B.: Demenzerkrankung, Hyperthyreose, Hypoglykämie, entzündliche oder neoplastische ZNS-Erkrankungen, nach epileptischem Anfall)
- Impulskontrollstörung i.R. einer Persönlichkeitsstörung oder Minderbegabung
- akute Belastungsreaktion
- Angststörung, v.a. Panikattacke
- Drogenintoxikation, z.B. Alkohol
- „paradoxe Reaktion" auf Benzodiazepine

! MERKE
Bei jüngeren Patienten liegen eher affektive, schizophrene oder suchtmittelinduzierte Erregungszustände vor, bei älteren Patienten stehen die (hirn-) organischen Ursachen im Vordergrund!

Therapie
allgemeine Maßnahmen

- sicheres Auftreten und beruhigendes Zusprechen **(„talk down")** → forsches Auftreten kann Aggressivität erhöhen
- **Aufzeigen klarer Grenzen,** evtl. durch Anwesenheit mehrerer Pflegekräfte oder der Polizei
- Versuch einer Klärung der Erregungsursache
- häufig stationäre Einweisung nötig, ggf. mit **Unterbringung** auf geschlossener Station
- konsequente **Überwachung** mit Möglichkeit der Fixierung im Krankenbett

! MERKE
Neben der Unversehrtheit des Erkrankten hat die Sicherheit der Mitarbeiter und der eigenen Gesundheit Priorität!

medikamentöse Therapie

- Behandlung einer eventuellen somatischen Grunderkrankung
- bei **unbekannter** Ätiologie

  - hochpotentes Antipsychotikum, z.B. Haloperidol, Haldol® 5–10mg i.m./i.v.
  - alternativ: sedierendes atypisches Neuroleptikum, z.B. Olanzapin, Zyprexa® 10–20mg
  - **schnellwirksames Benzodiazepin**: Diazepam, Valium® 5–10mg i.m/i.v. → nie bei potentieller Suchtmittelintoxikation
- bei Schizophrenie, organisch-psychischen Störungen und Intoxikationen mit Alkohol, Benzodiazepinen oder Opiaten → primär antipsychotische Therapie
- bei affektiven Störungen, Epilepsie, Entzug und Intoxikation mit Kokain oder Amphetaminen → primär Benzodiazepine

! MERKE
Bei schweren Erregungszuständen oder Nichtansprechen auf initiale Medikamentenapplikation nach 30–60min wiederholte Medikamentengabe (bis zur erlaubten Tageshöchstdosis)!

5.4 Verwirrtheitszustand/Delir

Definition
Klinik: Verwirrtheitssyndrom • ggf. mit Erregungszustand
Diagnostik: Anamnese • Fremdanamnese • Labor • apparative Diagnostik
Ursachen: organische Störungen
DD: Manie • Schizophrenie
Therapie: sedierende Medikation • Behandlung somatischer Krankheiten • akute Behandlung des Delirs

Definition

- Verwirrtheitszustand: Syndrom mit Bewusstseinstrübung und Störung der kognitiven Fähigkeiten, aufgrund cerebralen Schädigung
- Delir: Entzugssyndrom (von jeglicher Droge möglich) mit vegetativer Entgleisung, Intoxikation, Nebenwirkung zentral-nervös wirksamer Medikamente

Klinik

- **Bewusstseinstrübung**
- Orientierungsstörungen
- unzusammenhängender Gedankengang
- delirantes Syndrom (Kap 4.2), u.a. ausgeprägte vegetativer Übererregung, Halluzinationen
- kann mit Erregungszustand kombiniert sein

Diagnostik

- Anamnese mit Fremdanamnese
- körperliche Untersuchung
- Labor mit Blutbild, Elektrolyten, Blutzucker, Temperaturkontrolle
- Drogenscreening
- cCT bei progredientem Verlauf

Ursachen

in der Regel Folge einer bestehenden organischen Grunderkrankung
- Demenzerkrankung
- internistische Krankheiten, z.B. fieberhafte Infekte, Hepathopathie, Hypoglykämie
- neurologische Erkrankungen, z.B. M. Parkinson, cerebraler Insult
- Drogen- oder Medikamentenintoxikation

Differentialdiagnose

- **akute Schädigung des Gehirns** (z.B. SHT mit subduraler Blutung)
- Manie mit formalen Denkstörungen (Kap. 4.4)
- Schub einer Schizophrenie (Kap. 4.3)

Therapie

- Sofortbehandlung somatischer Grunderkrankungen
- Sicherung der Vitalparameter
- engmaschige Überwachung, Monitoring
- Psychopharmaka i.d.R. zurückhaltend einsetzen → **diagnostische Abklärung hat Vorrang**
- Bei Verdacht auf **Delir:**
  - Absetzen einer delirauslösenden Medikation
  - Benzodiazepin, z.B. Diazepam, Valium® 5–10mg i.v. oder Clomethiazol, Distraneurin®-Kps, nach festem Plan (Tageshöchstdosis beachten!)
  - Krampfprophylaxe bei Alkoholentzugsdelir: Carbamazepin, Tegretal® 600–800mg
- bei zusätzlichem Erregungszustand sedierende und impulsdämpfende Medikation (Erregungszustand) → delirante Zustände sind potentiell lebensgefährlich

5.5 Stupor/Katatonie

Definition
Klinik: Stupor • Wechsel des Antriebs • Katalepsie • Flexibilitas cerea • Automatismen • perniziöse Katatonie
Diagnostik: meist schwierig • Fremdanamnese • Labor • apparative Diagnostik
Ursache: katatone Schizophrenie • depressiver/manischer Stupor • dissoziativer Stupor
DD: Drogenkonsum • organische Störungen • Koma
Therapie:

psychiatrisch bedingter Stupor: Benzodiazepin • Neuroleptikum
organisch bedingter Stupor: Behandlung der Grunderkrankung • Neuroleptikum
perniziöse Katatonie: zusätzlich intensivmedizinische Maßnamen

Definition

Stupor beschreibt einen Zustand psychomotorischer Hemmung mit reduzierter bzw. völlig aufgehobener Reaktivität auf Umweltreize ohne bestehende Bewusstseinsstörung.

Katatonie bezieht sich insbesondere auf die psychomotorische Hemmung mit sehr eindrücklich „erstarrten" Haltungen der Extremitäten.

Klinik

- **Stupor:** Spontansprache fehlt oder stark verlangsamt
- abrupter **Wechsel** von Erregung und Stupor möglich
- **Katalepsie:** z.T. stundenlanges Verharren des Patienten in einer Position
- **flexibilitas cerea:** wie bei einer Puppe verbleiben die in eine bestimmte Position gebrachten Gliedmaßen → Patient erscheint formbar wie Wachs
- **Automatismen** (Echolalie, Echopraxie, Negativismus, Bewegung- oder Haltungsstereotypien)

perniziöse Katatonie

Syn.: febrile Katatonie

- Klinik wie Katatonie
- Fieber

5

- vegetative Entgleisung
- Akrozyanose
- Petechien
- Bewusstseinstrübung

Diagnostik

- meist schwierig, Fremdanamnese sehr wichtig
- körperliche Untersuchung
- Labor mit Blutbild, Elektrolyten, Blutzucker, Temperaturkontrolle
- Drogenscreening
- cerebrale Bildgebung

Ursache

- **katatone Schizophrenie**
- depressiver Stupor → Cave: Suizidalität
- manischer Stupor→ bedingt durch extremes Gedankenbeschleunigung oder psychotische Symptome
- psychogener (dissoziativer) Stupor → meist im Vorfeld belastendes Ereignis und auffällige Persönlichkeitsstruktur

Differentialdiagnose

- Drogenintoxikation (Kap. 4.2)
- organische Störungen, z.B. SHT, Enzephalitis (Crashkurs Neurologie)
- Koma und andere quantitative Bewusstseinsveränderungen

Therapie

Stupor unbekannter Genese

- initial Benzodiazepin, z.B. Lorazepam, Tavor® 1–2,5mg p.o. oder i.v.
- bei ausbleibendem Erfolg Antipsychotikum, z.B. Haloperidol, Haldol® 5–10mg p.o. oder i.m./i.v.

katatone Schizophrenie

- Benzodiazepin, z.B. Lorazepam, Tavor® 2,5mg p.o. oder i.v.
- Antipsychotikum, z.B. Haloperidol, Haldol® 5–10mg p.o. oder i.m./i.v.

depressiver Stupor

- Benzodiazepin, z.B. Lorazepam, Tavor® 2,5mg p.o.oder i.v.
- stationäre antidepressive Einstellung unter Beibehaltung von Benzodiazepinen

manischer Stupor

- Benzodiazepin, z.B. Lorazepam, Tavor® 2,5mg p.o. oder i.v.
- stationäre Verlaufsbeobachtung, eventuelle Einstellung auf phasenprophylaktisches Medikament, z.B. Lithiumsalze

dissoziativer Stupor

- Reizabschirmung, Distanz zu belastendem Ereignis, stützendes Gespräch
- Benzodiazepin, z.B. Lorazepam, Tavor® 1–2,5mg p.o. oder i.v.

perniziöse Katatonie

- initial Benzodiazepin, z.B. Lorazepam, Tavor® 1–2,5mg p.o. oder i.v.
- bei ausbleibendem Erfolg: Antipsychotikum, z.B. Haloperidol, Haldol® 5–10mg p.o. oder i.m./i.v.
- Kühlung
- Volumensubstitution
- eventuell Intensivmedizinische Überwachung
- ultima ratio: EKT nach Ausschluss organischer Ursache

organisch katatone/ stuporöse Störung

- Behandlung der Grunderkrankung
- ggf. Antipsychotikum, z.B. Haloperidol, Haldol® 5–10mg p.o. oder i.m./i.v.

5

5.6 Notfälle durch Psychopharmaka

Frühdyskinesien • malignes neuroleptisches Syndrom • zentrales anticholinerges Syndrom • zentrales Serotoninsyndrom

! MERKE
Psychopharmaka können selbst in therapeutischen Dosierungen Ursache einer Notfallsituation sein. Eine genaue Medikamentenanamnese ist daher stets obligat.

5.6.1 Frühdyskinesien

Definition
Klinik: EPMS • Unruhe • Ängste • rascher Eintritt
Ursache: Neuroleptika • selten Antidepressiva
Therapie: anticholinerge Medikation

Definition

medikamentös, v.a. durch Neuroleptika, induzierte Störungen der extrapyramidalen Motorik (EPMS)

Klinik

- unangenehme Störungen im Bewegungsablauf
- laryngeale und pharyngeale Krämpfe
- Blickkrämpfe, Ophistotonus,
- Unruhe bis Erregungszustand
- Ängste
- Auftreten innerhalb Stunden bis Tagen

Ursache

- Neuroleptika, v.a. **hochpotente typische** Antipsychotika, z.B. Benperidol, Glianimon®
- seltener atypische Neuroleptika, z.B. Risperidon, Risperdal®
- sehr selten durch Antidepressiva ausgelöst
- Beginn einer medikamentösen Behandlung oder plötzliche Dosissteigerung
- selten bei schneller Dosisreduktion

Therapie

anticholinerg wirkendes Biperiden (Akineton®) 4mg p.o., bei deutlicher Ausprägung langsam i.v. → zuverlässige Wirkung

5.6.2 Malignes neuroleptisches Syndrom

Definition
Klinik: EPMS • Bewusstseinstrübung • vegetative Symptome
Ursache: Neuroleptika
DD: perniziöse Katatonie • maligne Hyperthermie • Enzephalitis
Therapie: Medikation absetzen • intensivmedizinische Behandlung

Definition

vital bedrohliche Komplikation unter Neuroleptikatherapie mit EPMS, Bewusstseinstrübung und vegetativer Entgleisung

Klinik

- sehr seltene, höchst gefährliche Nebenwirkung

- entwickelt sich meist innerhalb von 14 Tagen nach Beginn einer neuroleptischen Behandlung oder einer Dosissteigerung
- Symptome entwickeln sich meistens innerhalb 24–72 Stunden
- Symptome
  - Rigor, Akinese,
  - (hohes) Fieber, Schwitzen
  - Stupor, wechselnde Bewusstseinslage bis hin zum Koma
  - vegetative Entgleisungen mit Blutdruckdysregulation, Tachykardie, Hautblässe, Speichelfluß, Tachy- und Dyspnoe, Inkontinenz

Diagnostik

- Labor: Leukozytose, Kreatininkinase ↑, Transaminasen ↑, Elektrolytentgleisung, metabolische Azidose, Myoglobinämie
- Temperatur
- Urinuntersuchung
- EKG
- EEG, cCT, Liquoruntersuchung

Ursache

- Neurolpetika, v.a. **hochpotente typische** Antipsychotika, z.B. Benperidol, Glianimon®
- seltener atypische Neuroleptika, z.B. Risperidon, Risperdal®

Differentialdiagnose

- perniziöse Katatonie (s.o.)
- maligne Hyperthermie (Anästhesiezwischenfall)
- Enzephalitis (Crashkurs Neurologie)

Therapie

- Neuroleptikum muss **sofort abgesetzt** werden
- **intensivmedizinischen Behandlung:** Kühlung, Flüssigkeit- und Elektrolytzufuhr, Monitoring
- Behandlungsversuch mit Dantrolen, Dantamacrin® 50mg p.o.
- zusätzlich Benzodiazepine, z.B. Lorazepam, Tavor® 1–2mg
- bei Erfolglosigkeit: EKT

Prognose

Besserung 7–14 Tage nach Absetzten der Medikation. **Letaler Ausgang in 20 %** der Fälle durch Multiorganversagen/Verbrauchskoagulopathie

5.6.3 Zentrales anticholinerges Syndrom

> **Definition**
> Klinik: zentrale/periphere anticholinerge Symptome
> Ursache: anticholinerg wirksame Medikamente
> Therapie: Medikation absetzen • Cholinesterasehemmer • intensivmedizinische Behandlung

Definition

Notfallsituation durch Intoxikation oder Überdosierung mit anticholinerg wirkenden Substanzen

Klinik

- **periphere** anticholinerge Symptome
  - trockene Haut und Schleimhäute
  - Mydriasis, Akkomodationsstörungen
  - Harnverhalt, Obstipation bis zum paralytischen Ileus

- tachykarde Herzrhythmusstörungen
- **zentrale** anticholinerge Symptome
  - delirante Symptomatik mit Verwirrung, Halluzinationen und Agitation
  - Tremor
  - Myoklonien
  - Tachypnoe
  - cerebrale Krampfanfälle

Diagnostik

- Eigen- und Fremdanamnese → Medikamentenanamnese
- Labor (s. malignes neuroleptisches Syndrom)
- EKG
- EEG, cCT, Liquoruntersuchung

Ursache

- **anticholinerg wirksame Medikamente**
  - tricyclische Antidepressiva, z.B. Amitryptilin, Saroten®
  - Neuroleptika, z.B. Clozapin, Leponex®
  - Parkinsonmedikamente, z.B. Biperiden, Akineton®
  - Spasmolytika, z.B. Butylscopolamin, Buscopan®
- besonders häufig bei **Überdosierung** oder **Kombination** der genannten Medikamente und **hirnorganisch vorerkrankten** Patienten, z.B. bei Demenzkranken

Therapie

- **Absetzen** der anticholinergen Medikation
- Benzodiazepin, z.B. Lorazepam, Tavor® 2,5mg p.o.oder i.v., Neuroleptikum, z.B. Haloperidol, Haldol® 2–5mg p.o. oder i.m./i.v.
- schwere Ausprägung: **Cholinesterasehemmer**, Physiostigmin, z.B. Anticholium® 2–4mg i.m./i.v., ggf. über Perfusor
- intensivmedizinische Therapie mit **EKG**-Monitoring, Flüssigkeit- und Elektrolytzufuhr, ggf. Beatmung

Prognose

gut bei rechtzeitigem Behandlung

5.6.4 Zentrales Serotoninsyndrom

> **Definition**
> Klinik: Fieber • gastrointestinale/ neuromuskuläre Symptome
> Ursache: serotonerg wirksame Medikamente/Drogen
> Therapie: Medikation absetzen • Serotonin-Antagonisten • intensivmedizinische Behandlung

Definition

psychiatrische Notfallsituation, die durch Wechselwirkungen von Pharmaka mit serotonerger Wirkung, v.a. in der Kombinationstherapie, entsteht.

Klinik

- Fieber
- gastrointestinale Symptome (Übelkeit, Erbrechen, Diarrhöe)
- neuromuskuläre Symptome (Rigor, Hyperreflexie, Myoklonie, Tremor, cerebrale Krampfanfälle)
- delirante Symptome (Kap 2.1)
- vital bedrohliche Komplikationen (Herzrhythmusstörungen, Koma, Multiorganversagen, Verbrauchskoagulopathie)

Diagnostik

- Eigen- und Fremdanamnese → Medikamentenanamnese
- Labor (s. malignes neuroleptisches Syndrom)
- EKG
- EEG, cCT, Liquoruntersuchung

Ursache

- v.a. die Kombination der u.g. Pharmaka ist risikoreich
- **Überdosierung serotonerger Pharmaka**
  - SSRI, z.B. Citalopram, Cipramil®
  - tricyclische Antidepressiva, z.B. Amitryptilin, Saroten®
  - MAO-Hemmer, z.B. Moclobemid, Aurorix®
  - 5-Hydroytryptophan-Agonisten
- **Überdosierung serotonerger Suchtmittel**
  - Kokain
  - Amphetamine

Therapie

- **sofortiges Absetzen** der Medikation
- schwere Ausprägung/Persistenz der Symptome: 5HT2-Rezeptoren-Antagonist Methysergid, Deseril®, 2–6mg p.o.
- Komplikationen: intensivmedizinische Therapie mit Kühlung, Flüssigkeit- und Elektrolytzufuhr, EKG-Monitoring
- Bedarf: Sedierung mit Benzodiazepin, z.B. Lorazepam, Tavor® 1–2mg

Prognose

Absetzen der Medikation in 90% der Fälle ausreichend

Sachregister

FSC
www.fsc.org
MIX
Papier | Fördert
gute Waldnutzung
FSC® C083411

Kolibri 360 GmbH
Ferdinand-Jühlke-Straße 7
99095 Erfurt, Deutschland
produktsicherheit@kolibri360.de